CLINICAL GUIDE TO ALCOHOL TREATMENT
THE COMMUNITY REINFORCEMENT APPROACH

ロバート・J・メイヤーズ　ジェーン・エレン・スミス
吉田精次　境 泉洋 [監訳]
渋谷繭子 [訳]

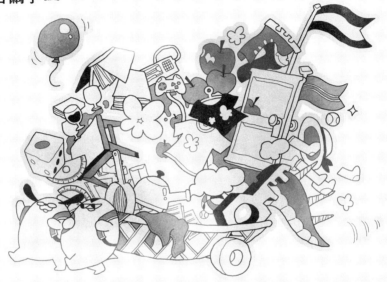

アルコール依存のための治療ガイド

生き方を変える
「コミュニティ強化アプローチ」
[CRA]

金剛出版

CLINICAL GUIDE TO ALCOHOL TREATMENT :
The Community Reinforcement Approach
by Robert J. Meyers & Jane Ellen Smith

Copyright © 1995 The Guilford Press
A Division of Guilford Publications, Inc.

Published by arrangement with The Guilford Press
through Japan UNI Agency, Inc., Tokyo

素晴らしくもあり困難でもあった時期に忍耐強く支え続けてくれた南イリノイ大学時代の友人や同僚たち——Nate A., Floyd C., Bobby S., Kevin F., Wendy B., Paul S., Jackie B., Connie B., Fran C., Dave M., Jo N., Mark Godley——そして，私のキャリア初期にご指導くださった John Mallams 氏の本プロジェクトへの支援に感謝します。

RJM

　ビンガムトンの NY 州立大学心理学課の献身的な教授陣に，科学者―実践者モデルの価値を教えてくださったことに感謝します。

JES

刊行にあたって

　コミュニティ強化アプローチ（Community Reinforcement Approach：CRA）は，最近日本で活用されるようになった，アルコールおよび薬物使用者の不均一集団のためのエビデンスに基づく統合セラピーである。本書はCRAを実践の場に広めようとする日本のセラピストやカウンセラーのために必ず役立ち，また，支援を必要としている人々のためにCRAを利用可能にするものである。CRAに関する知識を徹底的に得られるようその驚くべき概要がまとめられており，理論的背景と複数のCRA手順を実用的に取り入れる方法に関する貴重な情報が詳しく掲載されている。構造的に手順を使用する方法の詳細に加えて，学習理論をよりよく理解できるよう，治療のプロセスをとおしたCRAの治療的介入を鮮明かつ詳細に示した事例も数多く挙げられている。

　CRAは有名な行動主義者であるB. F. Skinnerが開発したオペラント条件付けに基づくものである。好ましい反応が観察された時に強化子を提供することによって行動変容が達成できる（随伴性）というのがSkinnerの基本的な考えである。Skinnerの同朋であるDr.Nathan AzrinはSkinnerのこの見解を臨床に適用し，さまざまなメンタルヘルス問題を治療した。このようにして物質使用問題のための新しく革新的な治療法が生まれ，「コミュニティ強化アプローチ」と名付けられた。この新種の行動療法は1970年代初期から始まった複数の無作為化臨床試験によって検証された。物質使用問題を持つ人を取り巻く環境――家族，仕事，娯楽，社交の場――で直接起きた変容は，物質使用行動に対する強化の代わりにシラフ行動に対する強力な強化によって再編成できるとAzrinは考えた。このプログラムでは戦略の一環として，より楽しい新しい向社会的活動にクライエントを方向付け，アルコールまたは薬物の使用という古い活動と比較して試行させる。またCRAでは，健全な活動に参加するための強化子／報酬をクライエントが考え出せるよう指導

し，障壁やハイリスクな状況にも対処できるよう支援する。CRAは行動プログラムとして，モデリング，ロールプレイ，シェイピングを広く使用する。シラフの生活スタイルを物質使用の生活よりも実り多いものにすることが目標である。

　CRAの効果は複数のメタ解析によって証明されており，また，査読された国際的文献でも依存症治療のための最も効果的な介入として常に上位に位置付けられている。アルコール，コカイン，オピオイド，ニコチンなどさまざまな物質にも適用されてきた。こういったことを考慮すると，日本における物質使用障害の有病率は米国やヨーロッパで一般的に見られるそれとは異なるとはいえ，たとえば「新種のドラッグ」など日本でよく使われる他の（合成）物質の治療にもこの行動療法は有望であろう。ほとんどの研究では断酒・断薬が主な治療目標にされてきたが，ハーム・リダクションのような安定化や制御も治療目標になっている。入院セッティングにおける独創的な研究も行われてきたが，外来治療でもCRAを利用可能にすべくAzrinと集中的に協力してきたのは（本書の第一著者）Robert J. Meyersである。この適応は1980年代初期に検証され，CRAは統制条件に割り当てられたクライエントを明らかに上回る成果を上げた。

　1980年代初期以来Dr.Meyersは世界各国で毎年何十というCRAワークショップを行ってきた。以来CRAは拡大し好評を博してきた。また，思春期のためのコミュニティ強化アプローチ（Adolescent Community Reinforcement Approach：ACRA）やコミュニティ強化と家族訓練（Community Reinforcement and Family Training：CRAFT）といった新しい関連プログラムもMeyersが生み出した。また第二著者（Dr.Jane Ellen Smith）はホームレスの人々におけるCRAの有効性を研究した多大な貢献を果たした。さらに，Smithが注目した治療アウトカムを向上させるために治療忠実性を監視する最先端システムの構築は，画期的進歩として広く認識されている。これらの取り組みはすべて米国のUniversity of New Mexico（UNM）／The Center on Alcoholism, Substance Abuse, and Addictions（CASAA）で行われた。

　この数十年間で，CRAは異文化でも効果的であるということを示した数

多くの報告や本が発表された。また，ネイティブアメリカンやアボリジニなどの特別な人々や，さまざまな診断群での使用も成功している。多様な群におけるポジティブな結果から，CRAは日本の文化にも上手く適合するだろうと私は確信している。最近日本語で利用可能になった「満足感」尺度の項目など，セラピストはクライエントのニーズに合わせてCRAを改編することができる。また，重篤な精神病症状や法医学に関するものなど併存問題を抱えるクライエントに対しても優れた結果が得られている。

　CRAはスタッフだけでなく看護師やカウンセラー，ソーシャルワーカー，心理士，内科医，精神科医などいろいろな治療提供者にとって学びやすく採用しやすいものであるということが実施研究によって示されている。さらに，以前物質使用をしていた回復者にもクライエントに対するCRA実施スキルに長けた人が多く，つまりCRAの使用は特定のレベルの学位を持つ人に制限されてはいないということだ。セラピストや回復者など幅広い人々が学ぶことが可能なため，コミュニティで治療を必要としているもっと多くの人々に依存症治療を提供できるようになる大いなる可能性がCRAにはある。物質使用障害患者は，費用の問題とスティグマ（烙印）から治療開始を拒否する場合が多いという憂慮すべき情報をWorld Health Organizationがすでに発表している。この見解を支持し，CRAは費用を中程度に抑えており，また，CRA療法のパラダイムではクライエント焦点型で共感的指向を奨励し，スティグマを与えることを絶対に認めない。

　残念なことに，依存症に関する誤った信念やネガティブで嫌悪的な思考は広く蔓延しており，スティグマは社会全体に深く根差している。このような姿勢や思考は，変わる意欲を得るにはまず「患者はどん底を経験しなければならない」「物質使用行為の責任はすべて患者自身にある」「患者は弱い」「依存的な性格」という考え方に似ている。その結果，罰や直面化に基づいて人間の行動を改編する多数の治療法が非常に有名になり，依存症治療の分野に大きな影響を与えたのは当然である。最近の調査によると，スティグマを課しているのは一般の人々だけでなく残念ながら医療専門家や利用者自身であり，また，クライエント同士や自助グループ内における対人交流によって引き起こされることもある。

過去20年間に発表された科学的文献の再考察からの新しいエビデンスによると，罰と直面化に基づく治療は物質使用の減少にほとんど効果がないと逆のことが証明されている。むしろストレスを引き起こすような治療スタイルは，ひいては薬物およびアルコール使用に対して正反対の影響を及ぼす。つまりストレスが人間の脳における非適応的変化の強力なきっかけとして働き，精神問題を悪化させるのである。神経生物学的見解から，障害のある脳の経路のいくつかが依存行動に関連しており，即時的な満足，遅延割引，誤った意思決定などの特徴があることが示されている。この新しいエビデンスから，依存行為は単なる「意志の力の欠如」だけではないことが分かる。さらに，慢性的または持続的性質という特徴を持つ依存症の進行中には習慣的行動に向けた報酬——目標志向——からの移行が観察されるということを，生物学的行動の複雑性が強調している。これは，依存行為は認知的および動機的媒介によって促進されるのではなく，クライエントの環境からの刺激によって直接誘導される自動操縦になってしまっているという考え方を直接的に裏付けるものである。この習慣的構造は，しっかりと解明されているCRAの基盤であるSkinnerのオペラント条件付けの歴史的モデルから推測することができる。

　本書によってCRAの知識が深まり，また，日本での実施が確実に促進され，さらにCRAの構造的特徴のおかげでセラピストらは学際研究会などをとおしてこれを学ぶことが可能になる。また国際資格を有するCRA専門家たちは，科学的水準を高めて依存症および併存する問題をより制御するという日本のクライエントたちやその家族のニーズを満たすエビデンスに基づく治療法の活用を促進すべく，近い将来日本の医療専門家らを支援したいと，高い動機と意欲を持っている。

　最後になったが，この10年間私を支え続けてくれた，私の師であり親しい友人でもあるRobert J. Meyers Ph. D. and Associatesの理事長Bob MeyersとUNMの心理学部長Jane Ellen Smithに感謝の意を述べたい。CRAに関するお二人の著書の序文を書かせていただくことは私にとって大きな栄誉である。今後さらに何十年も共に働けることを願っている！　数年前日本にCRAFTをもたらしたのも，本書によって日本の人々にこの革

新的な行動パラダイムをさらに広めようとしているのも Dr. Meyers である
ことは特筆に値する。読者の皆さま，本書を楽しまれますように，そして，
CRA の言葉をさらに広めてくださいますように。

 Hendrik G. Roozen, Ph. D.
 Research Associate Professor
 The University of New Mexico（UNM）
 Center on Alcoholism, Substance Abuse, and Addictions（CASAA）
 University of New Mexico

序　文

　10年前，初めてボブ（ロバート）・メイヤーズ氏に出会った頃の私にはコミュニティ強化アプローチ（CRA）についての知識があまりなかったが，アズリン氏らが1970年代に行った研究から，アルコール問題の治療法として非常に有望であるということは明らかであった。他の方法との違いは，より依存度が深刻で，より社会的に不安定な「予後不良」と呼ばれる人々に対して高い効果を発揮していた点である。だが，これほど確固とした研究結果と実績があったにもかかわらず，CRAはほとんど実用されることも知られることもなく，これまで日の目を見ることがなかった。

　CRAの実施に対する最大の障害はおそらくその適用のための確固とした治療ガイドラインが欠如していたことであろう。最初の研究報告ではCRA治療の実際のやり方がほんの少し略述されていただけであったし，このアプローチを生み出したイリノイのチームも新しい課題や赴任先に散り散りになってしまった。アルコールや薬物問題の治療法としてCRAに焦点を当てた臨床研究プログラムが開始されたのは，ニューメキシコ大学のCenter on Alcohol, Substance Abuse, and Addictions（CASAA）にボブがスタッフとしてやって来てからのことである。ボブ自身も関与していたアズリン氏らによる先駆者的研究に基づいて長年にわたり行われたCASAAでの臨床試験のなかで，治療法やマニュアルが次第に具体化していったのである。ボブの指示のもと，CASAAの臨床チームはCRAの根本的理念，方法，実用性に対する理解を深めていった。

　CRAはもう無名の方法ではない。いくつもの研究チームが現在も活発にこの臨床的アプローチの研究を進めている。CRAのトレーニングや研究の広がりは米国のみに留まらず，ニュージーランドやポーランド，オランダにまで届いている。また，National Institute on Alcohol Abuse and Alcoholism, National Institute on Drug AbuseからCRAに対して多額の助成金も提供されている。さらに，Institute of Medicine of the National Academy of Sciencesが発表した1990年の主要論文『Broadening the Base of Treatment for Alcohol Problems』でも取り上げられた。動機づけ準備（Motivational Preparation），

行動的夫婦セラピー（Behavioral Marital Therapy），コミュニケーションスキル・トレーニング，ストレス・マネジメントといった元来のCRAが持つ要素の多くは，後の臨床試験によってその重要性と有効性が改めて証明されている。だがやはり，この分野の実践家らにCRAが十分認識されているとは言い難い。

　このような現実を本書が変えてくれることを願っている。これは，コミュニティ強化アプローチの臨床的実践に関する初の正式な文書である。ボブ・メイヤーズ氏と，我がニューメキシコ大学の臨床トレーニング部長，ジェーン・エレン・スミス医師の共同作業のおかげでこの素晴らしいアプローチの実施方法や理由の明確かつ魅力的で正確な記述がここに誕生した。今日までの研究データは実に確かなものばかりである。しかし，本書の真の価値は，実践家らがCRAを理解し，手に取り，実践できるようにしてくれている点である。

　アルコール・薬物乱用の分野において研究と実践の間に存在する大きな溝はこれまでにも指摘されてきた。現に，CRAのような確固とした裏付けを持つ手法がほとんど使用されていないのに反して，研究実績に乏しい治療法が数多く使用されている。このような溝の原因は実践家だけでなく研究者にもある。優れた研究結果の報告があっても，その新しい治療法を実践の場で実践家が使うための十分な情報が欠如している場合が多い。CRAもまさにこのケースであった。本書は，長年の入念な研究がついに日常的に実践に用いられるための懸け橋になるであろう。研究と治療，科学と実践の喜ばしい融合といえる。アルコール・薬物問題の分野におけるヘルスケアの改善のためにはこのようなコラボレーションが必要不可欠だ。なぜなら，実践家らの見解が治療研究の質を上げ，堅実な研究がひいては人間の苦しみを緩和するための最高の臨床的方法へと導いてくれるからである。

ウィリアム R. ミラー医師
ニューメキシコ州アルバカーキ
ニューメキシコ大学
CASAA 研究部長
心理学・精神医学教授

目　　次

刊行にあたって ……………………………………………………………………… v

序　　文 ………………………………………………………………………………… xi

第 1 章　コミュニティ強化アプローチの歴史 ……………………………………… 3

第 2 章　CRA アセスメント ………………………………………………………… 22

第 3 章　試験的断酒 ………………………………………………………………… 46

第 4 章　CRA におけるジスルフィラムの使用 …………………………………… 64

第 5 章　CRA 治療計画 ……………………………………………………………… 92

第 6 章　行動スキル・トレーニング ……………………………………………… 113

第 7 章　さらなる CRA テクニック ……………………………………………… 136

第 8 章　社会的および娯楽カウンセリング ……………………………………… 156

第 9 章　CRA 夫婦セラピー ……………………………………………………… 167

第10章　CRA 再発防止 …………………………………………………………… 205

第11章　全 体 像 …………………………………………………………………… 221

●別表一覧

別表 2.A　飲酒者の行動に関する機能分析（最初のアセスメント）　42

別表 2.B　飲酒者の行動に関する機能分析（FA）　43

別表 2.C　「非」飲酒行動に関する機能分析（FA）　44

別表 2.D　「非」飲酒行動に関する機能分析（FA）　45

別表 4.A.　ジスルフィラム同意書　90

別表 4.B.　医師への手紙（例）　91

別表 5.A　幸福感尺度（Happiness Scale）　109

別表 5.B　幸福感尺度（Happiness Scale）　110

別表 5.C　カウンセリングの目標（Goals of Counseling）　111

別表 5.D　カウンセリングの目標（Goals of Counseling）　112

別表 6.A　問題解決アプローチの黒板表記例　135

別表 9.A　結婚幸福度尺度（Marriage Happiness Scale）　196

別表 9.B　結婚幸福度尺度（Marriage Happiness Scale）　197

別表 9.C　結婚幸福度尺度（Marriage Happiness Scale）　198

別表 9.D　完璧な結婚生活様式　199

別表 9.E　完璧な結婚生活様式　202

別表 9.F　完璧な結婚生活様式　203

別表 9.G　相手に優しくするためのデイリー・リマインダー　204

別表 10.A　飲酒者の行動に関する機能分析（FA）：再発用　219

別表 10.B　飲酒者の行動に関する機能分析（FA）：再発用　220

監訳者あとがき　229

文　　献　231

索　　引　233

アルコール依存のための治療ガイド

生き方を変える「コミュニティ強化アプローチ」［CRA］

第1章

コミュニティ強化アプローチの歴史

　コミュニティ強化アプローチ（Community Reinforcement Approach：CRA）は薬物乱用問題に対する幅広い行動療法です。社会，娯楽，家族，職業等に関する強化子を用いて回復過程にある患者を支援するために開発されました。環境の随伴性が飲酒の促進や阻止に対する強力な役割を持つと考え，断酒行為のほうが飲酒行為よりもより有意義であると思えるように環境の随伴性を変えていくのが CRA です。さらに CRA はこのオペラントモデルを社会システムアプローチと組み合わせています。コミュニティを使って非飲酒行動に報酬を与えることにより，クライアントに健全なライフスタイルの変化を起こさせるというのが全体としての哲学です。

●初期の臨床試験

　アズリン氏とそのチームは，3 つのよく計画されたアルコール研究によって CRA が一般的な治療方法より優秀であると証明しました。最初の適合対照研究（Hunt & Azrin, 1973）では，まず 8 名のアルコール依存症の入院患者を選び，さらに，年齢，教育，飲酒歴，家庭の安定性，職歴を適合させた 8 名を対照群に選びました。各組のメンバーのどちらが CRA カウンセリングを受けるかを無作為に決定しました。標準治療（Standard Treatment）群の被験者らは病院の従来のアルコホーリクス・アノニマス（AA）プログラムを受けました。アルコール依存症の初期の Jellinek 疾患モデル（E. M. Jellinek, 1960）に基づく AA の 12 ステップを中心としたプログラムです。全 25 回，各 1 時間の講義形式セッションで，次のようなトピックが取り扱われました。(1)基礎的な AA の手順，(2)アルコール依存症の問題，(3)アルコール依存症の典型的行動，(4)アルコール依存症の合併症，(5)アルコール関連の性的

問題。この治療を行ったセラピストの多くは，心からAAモデルを信頼している，アルコール依存症からの回復途上の人たちでした。

CRA群に配置された被験者らは上記同様の標準治療に加えて，CRAの基礎的手順を受けました。(1)職業相談，(2)社会的・娯楽カウンセリング，(3)非飲酒時の強化子に接近するための支援，(4)アルコールなしの社交クラブ，(5)CRAカウンセラーによる家庭訪問という形での再発防止。また，結婚しているクライアントは行動的夫婦セラピーも受けました。

治療後の結果から，CRAカウンセリングを受けた対象者が飲酒に費やした時間や施設等で過ごした時間は標準的治療（Standard Treatment）を受けた被験者と比較すると有意に少なく，また，家族と作業をしたりして一緒に過ごした時間は有意に多かったことが分かりました。さらに6カ月後のフォローアップでは，標準的治療（Standard Treatment）の被験者は治療後6カ月のうち79パーセント飲酒していたのに対し，CRA群は14パーセントでした。顕著な結果は失業状況の分野でも同様に認められました。CRA群の被験者が治療後失業していたのは5パーセントの期間のみであったのに対し，標準的治療（Standard Treatment）の被験者は62パーセントもの期間の失業を報告しています。また，CRA群の被験者が治療後家庭以外で外泊した期間は6カ月のうち平均16パーセントでしたが，標準的治療（Standard Treatment）群では36パーセントでした。施設収容に関しては，CRA群の人々が治療後入院した期間はフォローアップ期間の2パーセントであったのに対し，標準的治療（Standard Treatment）を受けた人々の入院は27パーセントにものぼりました。CRA群の被験者には治療後6カ月の間に離婚や別居をした者はいませんでしたが，標準的治療（Standard Treatment）を受けた夫婦やカップルの50パーセントは同期間中に離婚や別居をしました。

被験者数が少なかったことを考慮すると，結果の解釈は注意深く行わなければなりませんが，やはりこの実験はさまざまな理由で極めて重要であると言わざるをえません。第一に，当時は少なかった対照群を用いた実験であったという点。また，CRA被験者に見られた劇的な改善は，大きく様変わりした飲酒パターンだけでなく，本人らの生活の他の部分でも見られたという点。最後に，CRAが，アルコール依存症の病因論について，オペラント強

化理論をもとにした興味深い新しい概念を提示した点です。
　第二の CRA 研究でも同様の結果が見られました（Azrin, 1976）。最初の研究計画の延長および改良として行われたこの研究では，すでに確立されていた CRA の介入に新たに 4 つの手順が加えられました。(1) ジスルフィラム［監訳者注 1］の処方，(2) 被験者のジスルフィラム服用を監督，強化するための遵守プログラム，(3) 困難の発生を示唆する早期警告サインの監督プログラム，(4) 継続的な社会的支援の源となるバディー・システム（ペアでの取り組み）。元来の CRA のやり方に加わったこれらの改良のおかげで，個人形式ではなくグループ形式で治療を行うことや，複数のカウンセラーを使うことが可能となりました。対照群は病院の標準的な対応を受けました。(1) アルコールの危険性に関する教育，(2) 個別およびグループカウンセリング，(3) ジスルフィラム服用の助言，(4) AA への強い参加呼びかけ。これは入院患者を用いた適合対照研究でした。9 名の被験者を 5 つの変数（仕事満足度，仕事安定度，家庭安定度，社会生活，飲酒歴）別に組み合わせました。ペアのどちらが CRA 治療を受けるかは無作為に決定しました。
　6 カ月後のフォローアップでは，CRA 群には対照群と比較して優れた結果が見られました。フォローアップ期間中，飲酒に費やした時間は CRA 群では平均 2 パーセントであったのに対し，対照群では 55 パーセントでした。非雇用期間は CRA 群で 20 パーセントと報告があったのに対し，対照群では 56 パーセントでした。外泊については CRA 群で 7 パーセント，対照群では 67 パーセントでした。そして，CRA 群が施設に入ることはまったくなかったのに対し，対照群は平均 45 パーセントが期間入院をしていました。統計的にもこれらはすべて有意差が認められます。2 年後のフォローアップでも，CRA 群の断酒率は 90 パーセントと非常に優秀でした。
　第一の研究時はカウンセリング時間の中央値が 50 時間であったのに対し，この第二の研究では 30 時間であったことを考えると，この結果はとりわけ注目に値します。加えて，3 名の CRA カウンセラーから得られた結果がすべて類似していたことから，個人のカウンセリングスタイルではなく CRA の手

［▶監訳者注 1］本邦では「ノックビン」。

法による効果であることが明らかです。また，ジスルフィラム遵守プログラムや早期警告システムといった複数の新しい手法を取り入れたこともこの研究の優れた点でした。この第二の研究についてもサンプル数が少ないという批判を受けがちですが，この問題は後の実験計画で修正されることになります。

●外来患者に対するCRAの適用

　第三のCRA研究は，外来患者を対象とした初の研究です（Azrin, Sisson, Meyers, & Godley, 1982）。この研究の主な目的は，ジスルフィラムを与えるだけの従来の手法と比較し，先の研究（Azrin, 1976）で取り入れたジスルフィラム遵守プログラムの貢献度を測るものでした。2つ目の目的は，セラピーの時間を約5時間に制限した大幅簡略バージョンのCRAを試験することでした。

　適切な被験者らを3つの治療条件のうちの一つに無作為に割り当てました。伝統的治療群，ジスルフィラム群，CRA＋ジスルフィラム群の3つです。伝統的治療群（n=14）では12ステップカウンセリングに加えてジスルフィラムを処方しました。カウンセラーらは，(1)Jellinekチャート（E. M. Jellinek, 1960）の概観，(2)マーティン神父の映画『Chalk Talk（Martin, 1972）』の上映，(3)AAの哲学に関する議論等を使いました。また，全被験者が実際にAAミーティングに参加していることを確認するための行動的手順も用いました。第2群であるジスルフィラム群（n=15）は同じプログラムを受けましたが，それに加えて全被験者と一緒に大切な関係者（Concerned Other：CO）がジスルフィラム遵守に関する具体的な指導を受けました。この手順では，ジスルフィラム使用の監督と強化だけでなく，本人がジスルフィラム服用に抵抗したときに取るべき対処法のロールプレイによる練習も行われました。さらに大切な関係者（CO）は，そういった状況に対する適切な対応を身につけるためのコミュニケーションスキルも学びました。この群は従来の12ステッププログラムとジスルフィラム遵守に関するCRA法の組み合わせであったため，他の2群の中間程度の結果が予測されました。

　完全版CRA＋ジスルフィラムを受けた3つ目の群（n=14）は，先の研究で実施されたCRAの手順に加えて，(1)動機づけカウンセリング（シラフ行

動の試行：Sobriety Sampling），(2) 1 回目のセッション中のジスルフィラム服用，(3) 飲酒拒否訓練，(4) リラクゼーション・トレーニングといった複数の新たな手法を受けました。就職支援団体の訪問，電話連絡，さらに平均 5 回のセラピーも行われました。この研究では自宅訪問は行われませんでした。

　予想どおり，ジスルフィラムを含む 2 群は全体を通して最も高い断酒率を達成しました。正確には，3 つの群はすべて治療開始から 1 カ月間は完全な断酒を達成しましたが，差が現れたのは残り 6 カ月のフォローアップ期間でした。ジスルフィラム群ではジスルフィラム使用と断酒率の両方に一定の低下が見られました。6 カ月のフォローアップ期間中，この群の断酒率は 74 パーセントでした。対照的に，CRA ＋ジスルフィラム群では 6 カ月間の各月に飲酒した日数が平均 1 日以下であり，また，最後の月の断酒率は 97 パーセントでした。データをより詳しく調べると，婚姻関係にあるジスルフィラム群の被験者は独身被験者よりもはるかに良い結果——複数の変数で CRA ＋ジスルフィラム群の成果に匹敵するほどの——を収めました。伝統的治療群の結果からは，3 カ月後にはジスルフィラム使用の完全停止，それに伴う断酒率の低下が認められました。6 カ月間のフォローアップの最終月には，伝統的治療群のメンバーの断酒率は 45 パーセントでした。失業率については 6 カ月のフォローアップでは 3 群間に統計的有意差は認められなかったものの，伝統的治療群と CRA ＋ジスルフィラム群のみを比較した場合には，臨床的に特筆すべき差が見つかりました。ある 1 カ月間の失業率は前者が約 36% であったのに対し，後者は 7 パーセントだったのです。

　最小限のセラピー時間数，そして外来患者への適用における CRA の有効性が証明された本研究は非常に有益でした。この研究計画に新たに加えられた主な CRA 手順はシラフ行動の試行と飲酒拒否トレーニングでした。配偶者の有無がさまざまな治療の効果を左右する大きな要因であるということが明らかになったのは大変興味深い点でした。この研究の潜在的限界の一つは，都市人口に対する一般化可能性が検証されなかったことです。

● CRA の要素である社交クラブに関する試験

　CRA における社交クラブという要素を調べるために，さらなる別の研究

が行われました（Mallams, Godley, Hall, & Meyers, 1982）。この社交クラブは金曜日や土曜日の夜といった，飲酒リスクの高い時にアルコールのない娯楽環境を提供することを主な目的として作られました。すでに地元の治療プログラムに参加している外来のアルコール依存症患者らが無作為に2つのうちの一つの群に配置されました。「最小限の認識（Minimum Awareness）」と名付けられた対照群（n=16）は，社交クラブの存在とそこへの道順を知らされただけの群です。「激励（Encouragement）」と名付けられた実験群（n=19）だけは，以下のさらなる特徴を有しています。(1)被験者の社交クラブへの参加を促進する目的で提供された約10名のカウンセラーの連絡先，(2)次回のクラブイベント開催情報を知らせるチラシ，(3)希望に応じたクラブへの送迎，(4)メンバーシップカード，(5)出席を妨害する障害が生じた際のカウンセラーによる問題解決支援，(6)社交クラブに参加した被験者が居心地よくいられる特別の配慮，(7)メンバーに合った社交活動を提供する試み。

社交クラブへの参加については，激励群の参加率は最小限の確認群と比較して極めて高いものであり，3カ月間での平均参加回数は前者が2.5回であったのに対し，後者は0.1回でした。さらに重要なのは激励群のメンバーが報告した1日のアルコール摂取量が0.8オンスであった点で，これは最小限の確認群の3.3オンスという平均と比較するとかなり少ないものでした。また，行動改善指標においても予想どおりの群間差が認められました。

本研究は，CRAパッケージの一部である社交クラブという要素だけを調査する初の研究という点が特徴的でした。さらに本研究は，数多くのプログラムが直面する重大な動機づけの問題，つまり，潜在的に価値のある活動にどのようにして人々を参加させるかという問題への取り組みとなりました。この研究の欠点は，サンプル数の少なさ，フォローアップ期間の短さ，病院の標準的治療プログラムへの参加度合に関する情報が限られていたことでした。

●大切な関係者（CO）とのCRA

その数年後，問題飲酒者の大切な関係者（CO）に対する取り組みとしてのコミュニティ強化の手続きを用いる妥当性を評価するための研究が行われました（Sisson & Azrin 1986）。参加したのは，家族の深刻な飲酒問題に対

処すべく地域のアルコール治療センターに問い合わせた人々でした。この研究では，苦悩を抱える家族たちに対して，治療に興味を示さない問題飲酒者が変化と治療に対するモチベーションを高める安全な方法を学んでもらいました。

　2つの群への振り分けは無作為に行われました。伝統的治療プログラム（n=5）はアルコール依存症に関する集団教育を中心としました。アルコール依存症の疾病概念に焦点を当てたディスカッション，映像，パンフレットなどが使用されました。また系統的激励（Systematic Encouragement）という行動的技法を用いてアラノン・ミーティングへの出席が促進されました（Sisson & Mallams, 1981）。CRAプログラム（n=7）は以下を含んでいました。(1)アルコール問題の認識に関するトレーニング，(2)動機づけトレーニング，(3)非飲酒によるポジティブな結果に関するディスカッション，(4)飲酒に拮抗する活動の計画，(5)非飲酒者向けの野外活動の紹介，(6)問題飲酒者が飲酒している時の対応トレーニング，(7)飲酒の結果に対する責任を飲酒者自身に取らせる練習，(8)危険な状況への対応方法の学習，(9)飲酒者に対して治療を提案するのに最適なタイミングの認識の強化。

　結果は素晴らしいものでした。CRA群の大切な関係者（CO）7名のうち6名の飲酒者が治療開始につながったのです。反対に，伝統的治療グループの飲酒者は一人も治療につながりませんでした。飲酒に関する結果を見ると，CRA群の大切な関係者（CO）とかかわりのある飲酒者は，非飲酒者であるCOだけが治療に参加していた時点で，すでに1日の飲酒量が半分以下に減少していました。この数字は，本人が治療に参加するとさらに有意に下がっています。このようなパターンは，伝統的治療プログラムに参加していた大切な関係者（CO）の飲酒者らには見られませんでした。この群の飲酒者の月の平均飲酒日数は治療開始から3カ月経過した時点でもベースラインとほぼ変わりませんでした。伝統的治療グループの月平均飲酒日数はCRA群と比較すると有意に多いという結果となりました。

　この研究から，飲酒問題に対する独自の対処法を得ることができました。まず初めに非飲酒者である関係者に取り組むのです。注目すべき結果ではありましたが，サンプルサイズの小ささ，そしてセラピーの平均時間が従来プ

ログラムより CRA のほうが数時間長いという点においてのみ課題がありました。

● CRA を用いたコカイン依存症の治療

　近年，CRA と随伴性マネジメントの組み合わせがコカイン治療に非常に有望視されています。最初の研究の一つは，『精神疾患の分類と診断の手引』第 3 版，改訂版 DSM-III-R に基づいてコカイン依存症であると診断された二人の男性被験者に対して行われました（Budney, Higgins, Delaney, Kent, & Bickel, 1991）。両者ともマリファナ依存または乱用の基準も満たしていましたが，いずれも当初はコカイン問題以外のいかなる治療に対しても興味を示しませんでした。この研究の主な目的は CRA と随伴性マネジメントを用いることでコカインとマリファナ両方の節制を促進することができるかどうかでした。第二の目的は，コカイン依存症の治療を成功させるため，他の薬物使用をすべて止める必要があるか否かの確認でした。これらを念頭に，多層ベースライン計画が採用されました。

　12 週にわたるコカイン断薬期間中，CRA セッションは週 2 回行われました。CRA の手順は主に以下のようなものでした。(1)コカイン使用の機能分析，(2)社会的・娯楽的カウンセリング，(3)就職カウンセリング，(4)薬物拒否トレーニング，(5)リラクゼーション・トレーニング，(6)相互関係カウンセリング。随伴性マネジメントの一環として，問題のない尿検体を提出したクライアントはポイントを貯め，映画のチケットや食事券といった物質的強化子と交換できるようにしました。ポイント数はコカイン断薬の継続期間に応じて決められました。

　コカイン断薬維持期間中，CRA セッションは週 1 回 30 分に減らしました。また，尿検査も半分に，物質的強化子の強度も下げました。この期間は 3.5 から 7.5 週にわたりました。最後にはマリファナ使用にも対応する機会としてコカイン・マリファナ断薬期間を設けました。これに従って，報酬は，尿検査の結果がコカイン，マリファナともに陰性だった場合のみ与えられるようにしました。この期間は 12 週でした。

　コカイン断薬については治療の初期段階から両被験者において飛躍的な効

果が認められ，それは断薬維持期間中も続きました。当初見られたマリファナの定期的使用はコカイン・マリファナ断薬期間が始まった後，減少しました。1カ月後および5カ月後のフォローアップでは，両被験者ともコカイン陰性，マリファナ陽性という結果を示しました。

この研究はコカイン依存症問題への対応にも行動療法がかなり有効であるという可能性を示す，非常に有益なものでした。そのうえ，プログラム開始前にすべての薬物の即時中止を要する他の治療プログラムに代わる治療にもなり得，それがひいては治療への定着にも影響を与えます。もちろん，プログラム期間中マリファナ使用が何度も認められたことから，この方法を疑わしいと考える人もいるでしょう。しかし，被験者らは最初からマリファナ問題に対する治療を受けることに特に興味を持っていなかったということを思い出していただきたい。他の薬物の継続的使用がコカイン使用の再発に実際に影響を与えるものかどうか，今後の研究で調査する必要があります。

ほぼ同時期に，上記と非常に似通ったCRA＋随伴性マネジメント治療プログラムの，非無作為の対照試験が行われました（Higgins et al., 1991）。連続的に訪れた13名のコカイン依存症外来患者それぞれに合計12週間，毎週2回のCRAカウンセリングセッションを受けてもらいました。その後続いてコカイン依存症と診断され個別治療に継続して訪れた15名の患者のうち12名を対照群としました。この2つ目の群には，依存症の疾病モデルを推奨する12ステップの標準カウンセリングを受けてもらいました。コカイン依存症は治療可能であるが完治することのない病気であると捉えられています。12ステップでは支持的，直面的，教育的で自助志向のセッションが行われます。参加者は週2回2時間のグループセッション，もしくは2時間のグループセッション1回と1時間の個人セッション1回への参加を求められます。さらに被験者にはスポンサー［監訳者注2］を見つけるために週1回上記に加えて自助グループに参加してもらいました。

まず特筆すべき結果は，標準カウンセリング群に割り当てられた12名中，

［▶監訳者注2］アルコール依存症の自助グループであるアルコホーリクス・アノニマス＝AAでは飲まない生きかたを続けるにあたって，また，AAの回復のプログラムを実践するにあたって，メンバーはより経験のあるメンバーに相談に乗ってもらったり，助言や提案を示してもらっているが，その助言者をスポンサー，そのかかわりをスポンサーシップと呼んでいる。

治療を完了したのがたったの5名であったのに対し（42パーセント），CRA＋随伴性マネジメント群では13名中11名（85パーセント）が治療を完了したことです。コカイン断薬に関していうと，標準カウンセリング群では3名のみが，CRA群では10名が4週間の継続的断薬を達成しました。さらにCRAでは6名が8週間の断薬を，うち3名が12週間の断薬を達成しました。12ステップ標準カウンセリング群においては，コカインの継続的断薬が8週間に届いた人はいませんでした。その他の薬物使用については，CRA＋随伴性マネジメント群のほうが有意に多くマリファナ陽性の尿検体を提出したことが分かりました。マリファナ使用の増加とコカイン断薬の低下には関係性が認められました。

　コカイン依存症者による複数の薬物使用は一般的な問題であるため，そういった人々が含まれていたことは結果的にこの研究の大きな強みの一つとなりました。さらに，CRA群参加者の大多数は静脈注射による薬物使用者でした。したがって，エイズウィルス伝染の抑制という観点からも，被験者らが全員CRAプログラムへの参加に同意し，また，そこで高い成功率を収めたことはとりわけ注目すべき点です。この研究では全被験者がアングロサクソン系米国人であったことと，クラックコカイン使用者がいなかったことから，一般化可能性が不明であるという大きな制限があります。他にも，コストの高い誘導プログラムに頼る点や，非無作為な被験者の割り当てといった手順などが批判を受けました。そしてやはり，マリファナの使用がかなり一般的にみられる薬物プログラムというものの成功基準を疑問視する臨床医も存在しました。

　この後，CRA＋随伴性マネジメントに基づいた複数の要素からなる行動的治療は，標準薬物カウンセリングより優れていることが無作為割り付けのコカイン試験によって証明されました（Higgins et al., 1993）。セラピーは12週の治療期間と12週のアフターケア期間に分けられました。各グループは19名の被験者からなっています。

　以前行われたコカイン依存症の研究同様，最初の12週では尿検査で陰性だったCRAグループの被験者は高額な物品や活動の強化子を，後半の12週には比較的安価な物品を強化子として受け取りました。CRAには以下の

ような全般的な領域が含まれました。(1)関係性カウンセリング，(2)就職カウンセリング，(3)コカイン使用の先行条件や結果を認識するトレーニング，(4)薬物拒否トレーニング，(5)問題解決トレーニング，(6)自己主張トレーニング，(7)娯楽的カウンセリング。さらに，DSM-III-R のアルコール依存症診断基準を満たした参加者から希望があった場合はジスルフィラムを処方し，CRA の手順にのっとって監督を行いました。治療は前半の 12 週間は週 2 回 1 時間，後半 12 週間は週 1 回 1 時間のカウンセリングを行いました。

標準薬物カウンセリング群は，尿検体の提出と引き換えに金銭的強化子を非随伴的に（無条件で）受け取りました。薬物依存症に対する 12 ステップのモデルに基づいて，前半 12 週間は 2 時間半のグループカウンセリングと 1 時間の個人カウンセリングが行われました。13 週目から 24 週目には治療頻度を落とし，週 1 回のグループもしくは個人セッションのみが行われました。12 ステップの薬物カウンセリングの補助として，参加者には次のことを行いました。(1)12 ステップ自助ミーティングへの参加呼びかけ，(2)自助スポンサーを見つける手助け，(3)再発防止に関する指導。さらに，標準治療プログラムと併せてのジスルフィラムの使用も可能とカウンセラーには伝えられていましたが，実際に紹介を受けた被験者は 1 名のみでした。

初回セッション後，CRA からは 1 名が脱落（5 パーセント），同時期に標準薬物カウンセリングからは 8 名が脱落（42 パーセント）しました。全 24 週間終了時点での CRA 群の完了率は 58 パーセント，標準薬物カウンセリング群は 11 パーセントでした。8 週間継続的にコカイン断薬を達成したのは CRA 群で 68 パーセントであったのに対して，対照群では 11 パーセントでした。さらに，継続的コカイン断薬を 16 週間達成したのは CRA 群では 42 パーセント，標準薬物カウンセリング群ではたったの 5 パーセントでした。マリファナおよびアルコール使用については有意な群間差は認められませんでした。

コカイン依存症者に対する初の CRA ＋随伴性マネジメントの無作為割り付け試験は次のすべての分野において素晴らしい結果を挙げました。治療開始への同意，治療の継続，そしてコカイン断薬。制限があったとすれば，クラック使用者であるアングロサクソン系米国人以外への一般化可能性と強化子の費用の問題です。物質的強化子は CRA と随伴性マネジメントそれぞれ

において独立した要素ではありますが，これほどの強度が必要かどうかについては現在調査中です。

●現在進行中の CRA 比較対照試験 [監訳者注3]

現在，ニューメキシコ州アルバカーキだけでも3つのCRA比較対照試験が進行しています。これらの研究は国立アルコール乱用／アルコール依存症者研究所（National Institute on Alcohol Abuse and Alcoholism：NIAAA）および国立薬物乱用研究所（National Institute on Drug Abuse：NIDA）の資金提供を受けています。ニューメキシコ大学では，心理学科とアルコール依存，薬物乱用，嗜癖センター（Center on Alcoholism, Substance Abuse, and Addictions）の両方が助成金を受けています。現在，データ収集および解析の途中です。

●初期の CRA 外来試験の再現および発展

現在進行中のプロジェクトの一つは，外来患者を対象とした初の研究（Azrin et al., 1982）を再現，発展させるものです。この助成研究の主任研究者はWilliam R. Miller で，臨床責任者は Robert J. Meyers です。この研究の主な目的は，問題飲酒者に対する治療として CRA が標準的 12 ステップ治療プログラムより優れているかどうかを判断することです。また，CRAプログラムへのジスルフィラムの追加が治療結果の有意な改善につながるかどうかの解明も目的の一つです。さらにこの研究では，ジスルフィラム使用のCRA群のメンバーであるか否かにかかわらず，ジスルフィラムを服用したいという本人の意思が持つ役割をも調査します。またこの研究計画では，ジスルフィラム不適合例に対するCRAの効果も検証することが可能です。

基本的なグループはAzrinら（1982）の研究を原型とする，標準治療（Standard Treatment），ジスルフィラム服用遵守（Disulfiram Compliance），CRA＋ジスルフィラム服用遵守の3群です。これに加えて，二次的な研究課題に対応することを目的とした新たな群を2つ加えました。ジスルフィラムを希望する服

[▶監訳者注3] 1995年当時。→ 監訳者注4, 5, 6を参照。

初回スクリーニング
ジスルフィラム服用が医療的に可能または本人の希望がある？
[非無作為割り付け]

服用可かつ希望あり				服用不可もしくは希望なし	
無作為割り付け				無作為割り付け	
グループA	グループB	グループC	グループD	グループE	グループF
標準治療＋ジスルフィラム	ジスルフィラム	CRA＋ジスルフィラム	CRA－ジスルフィラム	標準治療－ジスルフィラム	CRA－ジスルフィラム

図 1.1　初期の CRA 外来試験の再現および発展の研究計画
（主任研究者は William R. Miller）

用適合者のグループと，そうでない人々のグループに，「ジスルフィラムなしの CRA 治療群」を配置したのです。まず，医療的見地からジスルフィラム服用が可能な希望者らを無作為に4つの群に分けました。標準治療＋ジスルフィラム(Standard Treatment with Disulfiram)，ジスルフィラム服用遵守(Disulfiram Compliance)，CRA＋ジスルフィラム(CRA with Disulfiram)，CRA－ジスルフィラム(服用なし，CRA without Disulfiram)。さらに，ジスルフィラムを希望しないもしくは服用不可な人々を無作為に2つの群に分けました。標準治療－ジスルフィラム(服用なし，Standard Treatment without Disulfiram)，CRA－ジスルフィラム(服用なし，CRA without Disulfiram)。各グループ40名の被験者募集を目標としました。全構成については図1.1参照。

グループAである標準治療＋ジスルフィラム（Standard Treatment with Disulfiram）群は，アルコール依存症の疾病モデルに基づいて，アルコール依存症治療の分野で15年から18年の経験を有する学位を持たないカウンセラー2名によって行われました。中心となる手順は，(1)AA ミーティングへの参加呼びかけ，AA ミーティングのスケジュール，最も有益なミーティングに関する情報，(2)12 ステップや従来の AA といった，AA に関する文献についての話し合い，(3)AA のスポンサー探しの促進，(4)R. A. Jellinek (1952)のガンマ・アルコール症に関する説明，(5)マーティン神父の映画

『Chalk Talk』の鑑賞，(6)グループAのセラピストの一人が夕方開催している回復団体への参加呼びかけ，(7)アルコール依存，薬物乱用，嗜癖センターの規則に準拠したジスルフィラム服用の管理。これにはジスルフィラムに関する講義と，センターの医療スタッフによる身体診察を受けることが付随しています。ジスルフィラムは当番の准看護師によって週2回500ミリグラムが投与されました。

グループBであるジスルフィラム服用遵守（Disulfiram Compliance）群はグループAと同じ基礎的治療を受けました。加えて，この群の被験者にはCRAのジスルフィラム服用遵守手続きの訓練を行いました。この訓練では，クライアントにインテイクセッションに大切な関係者（CO）を連れて来てもらい，COにもジスルフィラム服用の監督と強化の方法を学んでもらうことを必須としました。ジスルフィラム服用に対して飲酒者をより協力的にさせるためのポジティブ・コミュニケーションの学習もその一環でした。また，飲酒者が2日続けてジスルフィラムを拒否した場合，最終手段としてセラピストに連絡するよう監督者は指示を受けました。

グループCであるCRA＋ジスルフィラム（CRA with Disulfiram）群では，上記で述べたグループBと同じジスルフィラム服用遵守指導と併せて完全なCRA治療も受けました。CRAの要素は以下のとおりです。(1)シラフ行動の試行(Sobriety Sampling)，(2)機能分析(Functional Analysis：FA)，(3)問題解決トレーニング，(4)社会的スキル訓練，(5)社会的・娯楽的カウンセリング，(6)感情モニタリング(mood monitoring)。必要に応じて補足的なCRAも行いました。(7)行動的夫婦セラピー（behavioral marital therapy），(8)強化子活用カウンセリング，(9)求職カウンセリング，(10)リラクゼーション・トレーニング，(11)飲酒拒否トレーニング。グループDであるジスルフィラムなしのCRA（CRA without Disulfiram）群の被験者が受けたのはグループCと同じCRA治療でしたが，ジスルフィラムの処方や提案はしませんでした。

次に，ジスルフィラムを希望しないもしくは服用不可な人々を2つの群に分けました。ジスルフィラムなしの標準治療（Standard Treatment without Disulfiram）群であるグループEの受けたプログラムは，ジスルフィラムの処方がなかったことを除いてグループAとまったく同じでした。ジスルフィ

ラムなしの CRA（CRA without Disulfiram）群であるグループ F はグループ C のメンバーと同じ治療を受けました。

治療セッションは全群に対して毎週行いました。追加セッションについてはセラピストの判断に任せました。インテーク面接から 2, 3, 4, 6, 9, 12, 18, 24 カ月後には全被験者に対するフォローアップ面接を行いました。

最終的なサンプル数は 238 名でした。男性 83 パーセント、ヒスパニック系 55 パーセント、非ヒスパニック系白人 39 パーセント、ネイティブアメリカン 4 パーセント、その他 2 パーセントという民族的背景でした。このプロジェクトのデータは現在統計分析の途中です[▶監訳者注4]。

●ヘロイン乱用者に対する CRA

ニューメキシコ大学で現在進行中のもう一つの研究は、ヘロイン使用者に対する CRA の効果を検証すべく計画されたものです。助成対象の主任研究者は Patrick Abbot で、臨床責任者は Robert J. Meyers です。この実験の目的はヘロイン依存者に対する標準的治療プランと CRA の比較対照です。また、CRA プログラムに具体的な再発防止要素を追加することの潜在的利益の検証が第二の目的です。

適切な被験者をそれぞれ次の 3 つの群のいずれかに割り当てました。CRA＋メタドン、CRA＋メタドン＋再発防止、標準カウンセリング＋メタドン。いずれの群においても、連邦広報（Federal Register）により 1989 年に発行されたメタドン管理ガイドラインに従って、被験者らは全員毎日メタドンを服用しました。90 日後からは、プログラムの方針や手続きに準拠すれば自宅用のメタドンを受け取ることができるようにしました。

メタドン管理セラピーに加えて、グループ A の被験者は次のような CRA を受けました。(1)CRA 導入、(2)CRA の機能分析（FA）、(3)シラフ行動の試行、(4)問題解決トレーニング、(5)薬物拒否トレーニング、(6)コミュニケーションスキル・トレーニング、(7)行動的夫婦セラピー（behavioral marital therapy）、(8)強化子活用カウンセリング、(9)社会的・娯楽的カウンセリン

[▶監訳者注4] Meyers, R.J. & Miller, W.R.（2001）A Community Reinforcement Approach to Addiction Treatment. Cambridge, UK : Cambridge University Press.

グ，(10)就職支援。全14回のセッションを週1回の割合で行いました。

　グループBの被験者は，メタドン，完全なCRAプログラム，さらに再発防止を目的とした6回の補足的セッションを受けました。この補足的セッションでは主に3つの領域に焦点が当てられました。(1)スキルの習得，(2)認知再構成，(3)ライフスタイルのバランスを保つ（Marlatt & Gordon, 1985）。テーマ例には，衝動性の制御，異なる認知的反応の生成，ハイリスク状況の対処，非常事態における計画を立てる，"代わりの楽しみ"を見つける，破禁自棄（Abstinence Violation Effect）（Marlatt & Gordon, 1985）の処理といったものが含まれていました。グループCの被験者はメタドンに加えて，主に支持的カウンセリングと社会的ニーズに対する紹介などを行う標準治療プログラムを受けました。基本段階は3段階でした。(1)問題特定，(2)問題解決活動，(3)クライアントの進捗状況の観察。また，各被験者のために個別の治療計画を立てました。特定された課題に取り組むための問題解決の時間として，週ごとの個人セッションを全14回行いました。

　フォローアップ評価はインテーク面接後1，3，6，9，12，18カ月目に行いました。現在，統計分析を行っています[監訳者注5]。

●ホームレスに対するCRA

　ニューメキシコ大学で現在進行中の3つ目の研究は，アルコール乱用もしくは依存のホームレスに対するCRAの適用です。このプログラムの主任研究者はJane Ellen Smithであり，臨床責任者はRobert J. Meyersです。研究の第一の目的はホームレスシェルターの標準治療とCRAプログラムの比較です。CRAプログラムの総合的効果に対するジスルフィラムの貢献度も検証します。さらに，ジスルフィラム使用群に配置されていない被験者であっても，服用が可能な人がそれを希望した場合，それだけでも効果があるかどうかを調査することが3つ目の目的です。研究の概要は図1.2を参照。

　上に記載したとおり，ジスルフィラム服用群もしくは非服用群への配置は無作為ですが，本人に服用を希望する意図があるか否かを尋ねました。希望

[▶監訳者注5] Abbott, P.J. (2009) A review of the community reinforcement approach in the treatment of opioid dependence. *Journal of Psychoactive Drugs*, 41 (4), 379-385.

初回スクリーニング
ジスルフィラム服用が医療的に可能または本人の希望がある？
[非無作為割り付け]

服用可かつ希望あり			服用不可もしくは希望なし	
Track 1			Track 2	
無作為割り付け			無作為割り付け	
STD	CRA＋D	CRA－D	STD	CRA－D
標準治療	ジスルフィラムありのCRA	ジスルフィラムなしのCRA	標準治療	ジスルフィラムなしのCRA

図1.2　ホームレス対象CRA実験の研究構成（主任研究者はJane Ellen Smith；共同研究者はRobert J. Meyers）。各群の詳細は本文参照。

し，かつ医療的に服用が可能である人々をTrack1とし，希望しないもしくは医療的に服用不可な人々をTrack2としました。Track1は3つのグループから成ります。標準治療群（Standard Treatment Group：STD）ではホームレスシェルターの基本的プログラムを行いました。その構成は，(1)週4回の施設内でのAAミーティング，(2)12ステップ指導を行う薬物乱用カウンセラーの利用，(3)一時的雇用を支援する雇用プログラム，(4)収入管理支援，(5)無料の朝食，(6)シャワーの利用，(7)衣服交換，(8)電話，(9)郵便サービス，(10)倉庫。シェルターは午前8時から午後2時までの平日開放しました。

Track1の2つ目の群であるCRA＋ジスルフィラム（CRA with Disulfiram：CRA＋D）群の参加者らには，ホームレスシェルターで一般的に提供されるサービスすべてを利用可能としました。また，CRAのグループセラピーセッションを週5回開催しました。この群には以下が含まれました。(1)就職支援，(2)問題解決トレーニング，(3)飲酒拒否トレーニング，(4)自立生活スキルの指導，(5)社交クラブ，(6)コミュニティ・ミーティング。グループ参加に対する賞品も週2回提供しました。また，被験者と大切な関係者（CO）は必要に応じて行動的夫婦セラピーを受けました。3カ月の治療期間中，被験者による個別セラピーセッションへの参加は平均5回でした。これらのセッションでは主に基礎的なケースマネジメントに取り組みました。さらに，

CRA＋D群の全被験者はジスルフィラムの処方を受けました。ホームレスの被験者にはジスルフィラム服用遵守を支えてくれるような大切な関係者（CO）を持たない人が多かったため，毎日グループミーティングに参加してもらい，プロジェクトの看護師にジスルフィラムを投与させ，服用を監督してもらいました。Track1 の3つ目の群はジスルフィラムなしのCRA（CRA－D）群です。この群の治療計画では，被験者はジスルフィラムの処方を受けず，また，ジスルフィラム服用遵守グループへの参加もしませんでしたが，それ以外はCRA＋D群と同じでした。

Track2 はジスルフィラム服用を希望しない，もしくは服用不可な人々に対応する計画でした。Track2 には2つの群を作成しました。標準治療とジスルフィラムなしのCRA です。これらの群の被験者は，Track1 の対照群と同じ治療プログラムを受けました。繰り返しますが，重複する群を作成したのは，ジスルフィラム服用に対する被験者の希望もしくは服用可能性のみが治療結果に与える影響を確認するためでした。

両Trackの全被験者はプロジェクトから12週間住居の提供を受けました。これらの住居では定期的に無作為飲酒検知（Random Breathalyzer）テストが行われ，また，一定期間ごとに尿検体も提出してもらいました。住居における飲酒，薬物使用，暴力の恐れ，窃盗といった規則違反をした場合，定められた期間その住居に住む権利を失うものとしました。住居への復帰は規則の遵守を条件に可能としました。

治療開始から2，3，4，9，12カ月後にフォローアップを行いました。現在統計分析中です［監訳者注6］。

●財産の共有

コミュニティ強化アプローチの過去17年間の成果から派生したのが本書です。これまでにもCRA 試験の効果を報告した科学論文や，CRA はアルコール乱用に対するより効果的な治療方法の一つであるという評価はありました

[▶監訳者注6] Smith, J.E., Meyers, R.J. & Delaney, H.D. (1998) The community reinforcement approach with homeless alcohol-dependent individuals. *Journal of Consulting and Clinical Psychology*, 66 (3), 541-548.

（Miller, Brown, et al., 1995）。しかし，今日まで，CRA プログラムの実行方法を正確に説明した者はいませんでした。第 2 章以降は，臨床試験や臨床現場においてわれわれが実際に CRA を使用した経験に基づいて進めていきます。本書は CRA の哲学と手順を記載したセラピストのための「手引書」です。

第2章

CRA アセスメント

　CRAアセスメントの過程には3つの主要要素が含まれます。変化のためのモチベーション（動機）の特定と強化，薬物使用の背景と基本情報の収集，CRAの機能分析（FA）の実施です。セラピーの初期段階で集めるこういった情報を，後の治療プランの作成や進捗状況のモニターに活用していきます。

モチベーション（動機）の特定と強化

　強化される(または報酬を与えられる)ことが薬物使用行為を修正する動機づけとなる，というのがCRAの基本的前提の一つです。このためには，セラピーの全過程において，クライアントの「強化子」の特定に全力を注がねばなりません。正の強化子は，その存在によって後に続く行動の割合を増やすことにつながる対象(人，物)や行動を指します。強化子は万人に共通するものが多いとはいえ，賞賛や親切な行為といったものが誰にとっても強化子になるという思い込みは避けたいところです。クライアントごとにそれぞれにとっての強化子——断酒・断薬行動を増やしてくれる，とりわけ強力なもの——を見つけ出すことが必要です。たとえば，ある飲酒男性は息子と過ごす時間を本当に大切に思っているのに，彼がシラフのときに別れた妻の許可が得られたときにしか息子に会えません。息子と会うために頑張ってシラフでいる時間を増やすことができるとしたら，息子と過ごす時間というのがこの男性にとっての強力な強化子です。

　最初に治療を受けたいと思った動機が何であったのかをアセスメントの段階で考えることから強化子の特定が始まります。そのクライアントはより健全な生活を求めてセラピーを望んだのか？　それとも，配偶者や上司，保護観察官といった周囲の人々からプレッシャーをかけられたせいでアルコール

問題に取り組まなければならないと考えたのか？　断酒行動を増やしたいと思う理由が楽しいもの（正の強化子）を得るためであれ，嫌なもの（負の強化子）を避けるためであれ，強化子を明らかにするのがセラピストの役割です。問題ある行動を変えるためにエネルギーを費やさなければならない理由をクライアントが見失っているような時には，セラピストは上記で見つけた動機を思い出させてあげなくてはならないからです。

　初期のアセスメントの段階でモチベーションを高めるための手段は他にもいくつかあります。一つは，診察予約の希望があった時にはできる限り早急に1回目のセッションに取り付けることです。治療を受けたいと思うのは相当の恐怖や苦痛を伴うアルコール関連の大きな問題が起こった直後である場合が多いため，本人のモチベーションは相当高くなっています。しかし，その大きな問題が収まっていくにつれモチベーションも低下していくため，時間が非常に重要になってきます。この理由から，治療開始当初はセッションの間隔を詰めて何度かの診察を行うのが一般的です。

　またCRAでは，ポジティブな治療結果を期待させることでモチベーションを高めていきます。そのためには治療において常に前向きな姿勢で取り組み，クライアントの防衛的態度を尊重することが大切です。たとえば「アルコール依存症者」という呼び方をせず，「アルコールに関する問題を持つ人」といった言い方をすることで，間違った価値観のレッテル貼りを避けます。また，飲酒によって生じるネガティブな問題を指摘する際，それらの問題には解決方法があるのだということを伝えるとポジティブな結果を期待させることにつながります。そして，クライアント自身にとっての強化子を獲得する手助けがCRAには可能であるということを示していくことが重要です。

　CRAではアセスメントの段階における動機づけに関する最終的な対処法として，大切な関係者（Concerned Other：CO）に治療にかかわってもらいます。大切な関係者（CO）というのは飲酒者のアルコール摂取パターンを変えることに対して非常に熱心である場合が多いです。大切な関係者（CO）に訓練を受けてもらうと飲酒者を強化したり動機づける適切な方法で意見を述べたり支援の手を差し伸べたりすることができるようになります（治療プロセスにおける大切な関係者（CO）の多面的な役割の詳細は第9章「CRA夫婦セラピー」参照）。

薬物使用とその背景に関する情報

　可能な時はいつも受理面接をあなた自身が行うことが賢明です。そうすればクライアントに何度も説明させる必要がなくなり，また，セラピスト自身も治療過程に必要と思われる詳細を探ることができます。CRAでは最低でも次の種類の情報を集めることを提案しています。現在の問題（複数可），アルコールや他の薬物使用の量と頻度，複数の分野（医療面，精神面，法律，婚姻関係，家族状況，職業）における背景情報，それらの分野におけるアルコール関連の問題，そして変化への動機づけです。

　こういった情報を集めるのに役立つ標準的心理学的ツールは数多くあります（完全版リストについてはMiller, Westerberg, & Waldron, 1995）。これらのツールは複雑さや実施時間に差があるため，個別のニーズや制限によってセラピストが判断します。たとえば，嗜癖重症度指標（Addiction Severity Index；McLellan, Luborsky, Woody, & O'Brien, 1980）や簡易版飲酒者プロフィール（Brief Drinker Profile；Miller & Marlatt, 1987）などは薬物使用だけでなくその他の生活問題にも対応する比較的時間を要する総合的ツールです。アルコール摂取量と頻度に関するデータを収集する単刀直入なもの（Cahalan, Cisin, & Crossley, 1969）もあれば，アルコール関連問題に焦点を当てた特殊ツール（飲酒者後遺症目録：the Drinker Inventory of Consequences；Miller, Toniga, & Longabaugh, 1994）もあります。さらに，ロードアイランド大学・変化査定尺度（University of Rhode Island Change Instrument；Prochaska & DiClemente, 1986）や変化への準備性段階と治療意欲の尺度（Stages of Change Readiness and Treatment Eagerness Scale；Miller, 1993）のような，変化に対するモチベーションを測るアンケートもあります。いずれのアセスメント・ツールを選ぶにせよ，その結果をクライアントに伝える際の目的は「否認を打ち破る」ことでなく，ポジティブな行動変化への意欲を起こさせることであるということを忘れてはいけません。

　もし初回のセッションに大切な関係者（CO）が同席しているのであれば，本人にアンケートに記入してもらっている間にCOに話を聞くのもよいでしょう。先にも述べたとおり，この人物は本人の治療計画において重要な役

割を担う可能性が高いため，治療の初期から協力的な関係を築くことが大切になってきます。COの協力を求めることで，本人の飲酒によって彼らが被った悪影響に共感を示すことができ，また，CO自身の強化子の特定にもつながるのです。しかし，CO自身も薬物使用者である可能性を考慮すること。万一COにも薬物乱用問題の可能性を感じたらすぐにアセスメント・ツールを用いて確認する必要があります。いずれにせよ，CRAやその理論的根拠について説明をする際には大切な関係者(CO)にも在席してもらうべきです。

CRAの機能分析（Functional Analysis：FA）

●詳細とその目的

　今日のアルコール治療では，ほぼすべての入院プログラムと数多くの外来プログラムが未だに「否認」の概念を中心に構成されており，また，否認への対処法は直面化しかないと信じられています。直面化の手法が言わんとすることはただ一つ，「あなたはアルコール依存症で，もう二度と飲んではならない」ということです。しかしCRAには，もっと違った角度から問題を見つめ，「なぜこの人は飲酒しているのか？」「強化（リインフォースメント）システムはどうなっているのか？」を問うという根本的原理があります。本人にとって飲酒は適応行動なのだということを認めているのです。つまり，彼らにとっての飲酒行為は，不安やうつ，また，愛情や性的関係の欠落した夫婦関係などを隠すための一種のサバイバル機能なのです。CRAではこういった問題に直接的に取り組みます。このプロセス全体のおおもととなる基本的なアセスメント・ツールが機能分析（Functional Analysis：FA）です。

　機能分析（FA）は，アルコール摂取という特定の行動の先行条件や結果などを調査するための構造化されたインタビューです。機能分析（FA）の第一の目的はそれぞれのクライアントにとっての飲酒行為の誘因——飲酒につながる一連の出来事のきっかけ——を要約することです。問題飲酒者の多くは「ただ飲んでしまう」と考えている場合が多いため，治療においてこれは非常に重要なステップです。たくさんの小さな意思決定の結果，飲酒という出来事が起こるということを本人が自覚することは再発防止にとっても重

要です。機能分析（FA）の2つ目の目的は行動の結果を明確化することにあります。飲酒後すぐに生じる結果と長期的結果の両方を明確化するために，ここでも各クライアントの背景をしっかりと検討します。

　CRAの機能分析（FA）は断酒をするクライアントのために継続的なポジティブで強化的な環境を設定するのに大きな役割を果たします。たとえば人間関係，仕事，娯楽といった生活の主要分野における，過去，現在，未来の正の強化子の特定もFAを使って行うことができます。正の強化子とは，非飲酒行為の反復の可能性を高めてくれる状況や出来事を指します。「会社，家庭，社会におけるアルコール依存者にとっての強化子を設定し，万一飲酒を再開してしまった場合にはそれらの強化子からのタイムアウトを行う」のがCRAのやり方です（Hunt & Azrin, 1973, p.93）。つまりCRAの本質とは，本人を取り巻く環境における全人格を検討して断酒の支えとなる強化子を見つけるという包括的なアプローチなのです。

●飲酒の先行条件の特定

　飲酒の先行条件，つまり「引き金」を探るのが従来のFAです。これは，飲酒という出来事の前に存在する思考，感情，行動等，それによって飲酒につながる物事を指します。CRAのFAの最初のセクションではこれらの引き金やそれに付随する高リスクな状況をさらに調査します（別表2.A参照）。

　クライアントに飲酒をさせる一連の出来事を，クライアント自身と共に探っていきます。本人にとっての一般的な飲酒状況について教えてもらうのです。そうするとかなり具体的な質問をすることができ，また，適応性の広い回答を得ることができます。まずは「外的」引き金に関する具体的な質問をします。

1.「お酒を飲むとき，**誰と一緒にいることが多いですか？**」
　特定の友人や家族が飲酒の引き金になっていることがあります。「とくに決まってないですけど。まあでもハロルドと一緒にいると結局飲んでますねえ」などといった回答に留意します。クライアント自身はハロルドとアルコールに直接的な因果関係があるとは気づいていない可能性があります。

2.「どこで飲みますか？」

　よく耳にするのは，「友達とバーに行くには行ったけど，ソフトドリンクだけにするつもりだった」といった回答です。高リスクな環境について指摘する絶好の機会でもあります。

3.「いつ飲みますか？」

　特定の曜日？　時間帯？　たとえば，日中仕事をした後に週2回夜間講座を受講している日に飲みすぎることが多い，といったパターンにクライアント自身が気づくかもしれません。

　次に，「内的」引き金について具体的な質問します。

1.「お酒を飲む直前によく**考えていること**が何かありますか？」

　思い出せる限りすべて，どんなことを考えていたか教えてもらいます。「よく働いたからビールの一杯くらい飲んでもいいはずだ」というような考えを持っていないか。飲酒は勝手に起こるのではなく自分自身の判断で起こっているということをクライアントにはいつか気づいてもらわなくてはならないため，思考プロセスについて話し合うことは非常に重要です。また，思考について話してもらうことでクライアントの自己防衛システムについても分かります。たとえば，クライアントは正当化や投影を行っていないか等。さらに飲酒に伴う感情に関する貴重な洞察を得られます。

2.「お酒を飲む直前はどんな**体調**のことが多いですか？」

　少し誘導してあげれば，欲求の高まりを示すさまざまな身体的感覚に気づいてもらうことができます。たとえば，ずきずきする頭痛や一文字に結んだ唇が怒りを意味していたり，胃の痛みや手の平の汗が不安を意味していたりということです。

3.「お酒を飲む直前はどんな**気持ち**のことが多いですか？」

　初めは認識できないクライアントが多いですが，ゆくゆくは自分の感情を認識・分類できるようになるための練習が必要です。もしクライアントの飲酒が，怒りや苛立ち，落胆などへの反応として起こっているのであれば，セラピストはそれを理解しておかなくてはなりません。こういった感情に対するより適切な対処法を学んでもらわなければ，いままでどおり慣れ親しんだ回避反応である「飲酒」に頼り続けてしまいます。

以下の例は，セラピストがクライアントに対してCRAの機能分析（FA）を開始しようとしている場面です。この最初のセクションでは，FAの目的をどのように説明するか，また，これまでに集めた情報をどう関連付けるかを説明しています。次に，飲酒に先立つ物事がどう要約され，「外的」「内的」と名付けられた引き金の欄に記入されるかを示します。1回目のFAではクライアントにとって最も一般的な飲酒状況について書き出すこと。

セラピスト：バドさん，今日はもう一つやりたいことがあるんですが，これまでにお酒のせいで起こった問題について見てみましょう。これまでの話によると，飲酒のせいで法的な問題が起こったことも何度かあるそうですが。他にどんな問題があったか，バドさん自身はどう思いますか？
クライアント：そういえば2回目に酒気帯び運転で捕まった時，妻のグロリアはすごく腹を立ててましたけど，弁護士は大した問題じゃないと言いましたし。
セラピスト：ですが，これまでの資料を見ると，奥さんはあなたの飲酒のせいで実際に家出したこともあるそうですね。

　　注）セラピストがクライアントの飲酒問題の深刻さを十分理解していると示すために，アセスメント・ツールによってクライアントの情報を熟知しておくことが重要です。情報はクライアントを責める（対立する）ために使うのではなく，治療を受け入れる動機づけのために使うこと。

クライアント：まあ，酒のせいで面倒があったことはありましたが，でも飲んでいる人は私なんかよりもっと飲んでいますから。
セラピスト：それはそうですね。今日やりたいことというのは，機能分析というプロセスを通してあなたの飲酒行為を掘り下げてみることなんです。飲酒によってあなたにどんな問題が起こったのか，そしてそもそもあなたの飲酒を引き起こしているのは何か，明確に理解するために。まずはあなたを取り巻く環境の中で常にお酒とセットになっているものを見つけ，それから，あなたの内側で起こっていることを見ていきたいと思っています。

クライアント：どういう意味ですか？　酒を飲むのは，飲みたいからでしょう。
セラピスト：そうですね。では，なぜ問題が起こるまで飲んでしまうのか，何か思いつかないか考えてみましょう。まず考えなくてはいけないのは飲酒の「引き金」です。引き金といっても，状況，考え，気持ち，行動，人など，飲酒につながるものならなんでもいいんです。たとえば，昔の患者さんですが，奥さんと口論になるたびに出かけて酔っぱらうという人がいました。その人にとっては奥さんとの口論が飲酒の引き金だったんです。
クライアント：ああ，そういうことか。私の場合，古い友人のジャックが町にやって来ると，結局いつも明け方まで飲みに出かけてしまいますね。
セラピスト：そうそう，バドさん。ジャックさんはあなたの飲酒の引き金といえますね。引き金の意味が分かりましたか。では，もっと系統立ててやっていきましょう。

> 注）この時点で，黒板を使って機能分析（FA）の説明をするか，別表 2.A のような表をクライアントに渡します。

セラピスト：まずは，あなたを飲酒へと導く引き金を分類してみましょう。まずは外的引き金，あなたを取り巻く環境を見てみることにします。さきほど話に出た友達のジャックさんが飲酒の引き金ということですが，ジャックさんにはどのくらい頻繁に会うんですか？
クライアント：だいたい月1回かな。でもまあ会えば必ず飲みまくります。
セラピスト：じゃあ，もう少し頻繁に一緒に飲む人から始めましょうか？　表を見てください。一つ目の質問は，「お酒を飲むとき，誰と一緒にいることが多い？」です。
クライアント：仕事の後，だいたい週3回のペースで同僚とエクスチェンジという店に行くのと，日曜の午後は兄の家にいって一緒にテレビで野球の試合を観ます。午後はだいたいずっとそこで飲んでます。
セラピスト：そうですか。ではその2つが一般的な飲酒状況の例ですね。より頻繁な平日の飲酒から見ていきましょう。
クライアント：構いませんよ，どうぞ。

> 注）複数の飲酒状況についてそれぞれ機能分析（FA）を作成します。類似した出来事はまとめることを勧めます。たとえばこのセラピストは，平日同じバーで同じメンバーとする飲酒は一種類の出来事として，日曜の午後の飲酒は別の種類と分けています。

セラピスト：ありがとうございます。では，その週3回一緒に飲む人というのは誰ですか？

クライアント：だいたいフレッドとビルです。

セラピスト：分かりました。ではお二人の名前をこの表の最初の欄に記入しますね。見てください，先ほど「どこ」で「いつ」飲むか教えてくださったので，次の2つの質問の答えはもう出ていますよ。これも記入しておきますね。

> 注）完成した表は別表2.B 参照。

セラピスト：さあエクスチェンジに行こう，という時，どんなことを考えていますか？　何か仕事で嫌なことがあったとか？　単に家にまっすぐ帰りたくない？　どんなことを考えていますか？

クライアント：いや，何杯かビールを飲んで同僚と馬鹿話をしに行ってるだけのつもりなんですけど。なんだか私が大きな問題を抱えているせいで飲みに行ってるみたいな言い方をしますね。

セラピスト：あなたの飲酒の理由を明らかにしようとしているんですよ，それだけです。

クライアント：分かりましたよ。夕方5時が近づくころには，もうやってられないんですよ。

セラピスト：どういうことですか？

クライアント：上司がとにかく私を目の敵にしてくるんでね。本当にむかつく奴です。とにかく鬱憤がたまっているから吐き出しに行きたいんだと思いますよ。

セラピスト：あなたが今話されているのは私たちが「内的引き金」と呼ぶものなんです。では表に戻って，2つ目の欄の質問に回答していきましょ

うか。この欄は，あなたの内側で起こっている出来事に関するものなので，難易度が高くなります。最初の質問です。「お酒を飲む前によく**考えていること**が何かありますか？」

クライアント：上司が嫌で仕方がない，と思ってますよ。

セラピスト：なぜ上司がそんなに嫌なんですか？

クライアント：私だけ扱いが不公平なんですよ。他の人と明らかに違う。

セラピスト：ではその答えを記入します。書けました。その上司が不公平だということですね。そのことでどんな気分になりますか？

クライアント：本当に腹が立つし，自分が役立たずのような気がします。

セラピスト：分かりました。上司のせいで腹が立つ。無能な気持ちにもさせられるということで間違いないですか？

クライアント：そうです，それに恥ずかしい。

セラピスト：では，表の質問3にその気持ちを記入しましょう。その，怒りを感じている時ですが，身体の感覚に変化はありますか？

クライアント：ええ。あまりに腹が立って震えが来ることがあります。

セラピスト：そのことは質問2の体調に戻って記入します。

　　注）この時点でセラピストは表の内的引き金の項目を完了しています。この後クライアントに対して引き金を簡単に要約しています。

セラピスト：バドさんの今のお話だと，上司のあなたに対する扱いに怒り，腹を立てているせいで週何回も友達と飲みに行ってしまうんですね。また，恥ずかしい，無能だと感じることがある。私たちの最終的な目標は，お酒に頼らなくてもいいようにそのような感情への別の対処法を考え出すことです。

● 飲酒行動

　飲酒行動の引き金から飲酒行動自体へと直ちに話題を進めることがこの時点で重要です。そうすることによって，そこには極めて重大な関連があることをクライアントにさらに印象付けられるからです。また，飲酒パターンの明確な詳細を得るための絶好のタイミングでもあります。

以下は，クライアントのバド氏とセラピストの会話の続きです。飲酒の先行条件についてはすでに話し終わっています。

セラピスト：平日の仕事後の飲酒につながる出来事については理解できましたので，次は飲酒そのものについて聞かせてください。「行動」の欄で尋ねられているのは「飲むお酒の種類と量」です。
クライアント：ビールを何杯か飲むくらいですよ。
セラピスト：「何杯か」というと，缶を数本ですか？　ピッチャーですか？　正確にはどれくらいでしょう？
クライアント：12オンス（340ml）のミラーを5，6本です。
セラピスト：5，6本飲むのにどれくらいかかりますか？
クライアント：だいたい6時に着いて，8時か8時半には店を出ます。
セラピスト：表に記入しておきますね。

　注）別表2.B参照。この情報は詳細であればあるほど良いです。

●飲酒による短期的なプラスの結果

　アルコール乱用患者の多くにとって，飲酒は最終的にはマイナスの結果を生みます。しかし，最初にアルコールを飲む際にはほとんどの人が短期的ではあるがプラスの結果を感じています。アルコールは最初は不安を消してくれたり，人付き合いをしやすいと感じさせてくれたり，問題を一時的に忘れさせてくれたりします。こういったプラスの結果を認識した上で，しかしこういった利点は長続きしないということを指摘することが大切です。加えて，このようなアルコールによる最初のプラスの結果には，必然的に生じるマイナスの結果を甘受するだけの「価値」が本当にあるのかについても話し合うべきです。
　バド氏とセラピストが短期的なプラスの影響について話し合っているのが以下の会話です。セラピストが肯定的な姿勢を崩していないことに留意してください。クライアントを強化する機会を探しているのもこの部分の特徴です。

セラピスト：バドさんは，飲みたいから飲むんだと先ほどおっしゃいました

ね。あれはどういう意味でしょうか？
クライアント：ビールの味が好きなんです。それに飲んでいる時はいろいろ思い悩むことがない。
セラピスト：そうですか。では表の4つ目の欄を見てみましょう。飲酒が楽しいのは味が好きだからということですね。それは5項目の「体の感覚」の所に記入しておきます。それと，飲んでいる時は悩まなくていいということですね。不安が少なくくつろげるということで，6項目の「精神的な感覚」に記入しておきましょう。ということは，「体の感覚」の欄にも「くつろげる」と書いてもよいかもしれませんね。
クライアント：そんなふうに言葉にして考えたことはなかったんですが，まあとくに反論はありません。
セラピスト：友達と飲んでいる時には楽しい考えが浮かぶと思いますが，何か思い出せますか？
クライアント：なんだろうな。「自分は悪い奴じゃない，上司がばかなだけだ」とか？
セラピスト：結構です。それは4項目に当てはまります。フレッドさんとビルさんと一緒に飲むのが楽しいのはなぜだと思いますか？
クライアント：二人とも上司のことを私と同じくらい嫌っているんです。みんなでテーブルを囲んであいつの悪口を言うのが楽しくて。
セラピスト：分かりました。では，エクスチェンジというバーにいつも行くのには特別な理由がありますか？
クライアント：いえ，特に。職場から近いから。
セラピスト：結構です。では，「仕事の後」飲む理由は？
クライアント：緊張をほぐすためかな。
セラピスト：ではそれぞれ「短期的なプラスの結果」の欄の1番目，2番目，3番目の項目に記入しておきます。バドさん，やり方のこつがかなり分かってきたようですね！　一緒に一生懸命取り組んでくださってほんとうにありがたいです。

　注）セラピストはチャンスを見つけてクライアントの努力と取り組みを強化し

ています。この戦略は，常に肯定的であり，クライアントのモチベーションを高く保つという CRA の哲学に沿ったものです。FA を使って今の会話を要約したことで，彼の飲酒行動の結果生じる長期的なマイナスの結果をクライアントに示すための下地は整えられました。

●飲酒によるマイナスの結果の特定

　繰り返しますが，機能分析（FA）を上手く行うためには，アセスメント・ツールによって得たクライアントの情報をセラピストが熟知していなくてはなりません。クライアントは往々にして自分の過度なアルコール摂取のマイナスの結果を最小限にとらえているため，クライアントの飲酒歴に関する明確なデータは必要不可欠です。

　セラピストとバド氏は次に飲酒によるマイナスの結果もしくはそれに伴う問題へと話を進めます。セラピストは注意深く，典型的な問題分野全般に触れながら機能分析（FA）表に記入していきます。表の最後の欄に取り組みながら，飲酒とリストにあげられた有害な結果との間に関連性が存在することをクライアント自身がはっきりと理解しているかどうかを確認すること。万一クライアントが理解できていない場合，理解できるようさらに努めること。

セラピスト：機能分析の最後の部分では，飲酒のせいで起こるネガティブな出来事について話をします。今日は実際に起こったマイナスの結果をリストに挙げるだけにして，次回からはそれらの影響を引き起こす行動を変えていくための方法を考えましょう。では，まずは飲酒のせいで最近起こった法的問題について教えてください。
クライアント：さっきも言ったように，酒気帯び運転で2回捕まったせいでここに来てるんです。何かプログラムにでも参加しておいたほうが有利だと弁護士が言うもんで。
セラピスト：これは問題だと思いませんか？　その法的問題と，仕事の後友達と飲みに行くことにはつながりがあるとは思いませんか？
クライアント：まあそうでしょう。エクスチェンジからの帰り道に酒気帯び

運転で捕まったんですから。
セラピスト：そうですね。ではそれを法的問題の欄に記入しておきましょう。エクスチェンジでの飲酒による問題は他にはありませんか？
クライアント：帰宅が遅くなってしまって夕飯の時間に遅れたせいでグロリアが怒ったこともそうかな？
セラピスト：そうです，それも良い例ですね。飲酒のせいで問題が生じた人間関係は他にもありますか？
クライアント：一度バーで喧嘩になって，グラスが割れて手を切ったことがありました。何針か縫ったせいで翌日仕事を休む羽目になって。救急病院に付き添ってくれていた妻も仕事を休みました。
セラピスト：ではそれを最後の「長期的なマイナスの結果」の欄に記入しておきましょう。奥さんとの関係に問題が生じて，ある晩実際に怪我を負ったこともあった，と。仕事を休んでしまったことも問題ですね。金銭的にも影響があったのではありませんか。
クライアント：そうなんです。控除免責の対象にもなっていなかったから通院に保険が適用されなかったんですよ。それに妻は欠勤した日の分が給料から差し引かれたと思います。
セラピスト：平日の飲酒のせいで，感情的な問題が生じることはありませんか？
クライアント：イライラします，飲みに行った夜は帰宅が遅くなるのでグロリアはいつも怒っているから。
セラピスト：結構です。ここに記入しておきますね。バドさん，これで平日の夜の飲酒についての分析は完了しましたが，これらの問題と飲酒の間に関連性があるのが分かりますか？

注）飲酒とマイナスの結果の間の関連性にクライアントが気づくことができたようなら，別の飲酒状況についてのFAを行います。この場合は，兄の家で過ごす日曜の夜について。しかし，飲酒とマイナスの結果の間の関連性にクライアントがまだ気づいていないようなら，セラピストは引き続きそれに取り組まねばなりません。やり方は次の例を参照してください。

セラピスト：バドさん，よく分からないことがあるのですが。ちょっと教えてもらえますか？ あなたがここに来たのは酒気帯び運転のせいですよね？ 飲酒のせいで，少なくとも法的な面倒が多少は生じたと言えると思いませんか？

クライアント：まあ，運が悪かったというか。飲酒運転くらいみんなやってることですから。

セラピスト：もう一度確認させてください。この30分，エクスチェンジで夜遅くまで飲んでしまうせいで起こるネガティブな事柄についていろいろ話しましたね？ お酒に関連する対人関係，身体的，精神的，金銭的問題などの問題にいろいろ気づきましたね？

クライアント：そうですね，先生の言いたいことは分かりますよ。でも，そんなこと言ったら兄のほうがよっぽど酒の問題はたくさん抱えてますからね。

セラピスト：そうなのかもしれません。ですが，私が今心配しているのは飲酒のせいで**あなた**が直面している問題なんです。

注）このCRAセラピストがクラアイントに対して状況を示すために用いたのは機能分析（FA）を含むアセスメント・ツールによる情報のみ。セラピストが使ったのは，クライアント自身から得た事実情報のみ。

●非飲酒行為のポジティブな引き金

　治療プログラムというのは大抵，クライアントの変化への動機づけのためにマイナスの結果だけに焦点を当てたものが多いです。しかしわれわれは，マイナスの結果を強調したからといって飲酒者は変わるものではないということを経験上知っています。彼らはこれまでに数多くの過度なアルコール摂取による問題点の指摘を受けてきたはずですが，そういった介入に効果はなかったのです。CRAの機能分析（FA）では飲酒者が変わるための動機としてマイナスの結果以外のものを使います。

　機能分析のこの2つ目のステップは，アルコール依存症治療の分野に対するCRAの最も重要な貢献の一つです。ここでもまず引き金に取り組みますが，ここでは「非」飲酒行動の先行条件を探します。この分析の目的は，ア

ルコールを伴わない行動であってもクライアントは楽しむことができ，そういった行動には多くのポジティブな利益があるということをクライアント自身に対して実証することです。後々そういった非飲酒行為を増やしていき，また，新たなものを日課に加えていきます。

　この機能分析は，すでに紹介した飲酒行為に関する機能分析を原型として構成されています。表に関しては別のものを使います（別表 2.C 参照）。

　2 つ目の機能分析では，楽しい非飲酒行為について具体的に話し合うという趣旨をクライアントに説明します。一つの代表的な活動の例を表に記入していきます。

セラピスト：それではバドさん，次はちょっと趣向を変えて，あなたの生活におけるアルコールを伴わないポジティブな行動について話しを聞かせてください。CRA の取り組みの一つは，生活におけるポジティブな，幸せな気持ちにしてくれる事柄を増やすお手伝いをすることです。**アルコールを伴わない**，あなたがやっていてとても楽しいと感じることを 1 つ教えてもらえますか？

クライアント：サイクリングです。

セラピスト：それは良いですね。では，楽しい非飲酒行動を取り上げるためのこの 2 つ目の表にそれを記入しておきます。サイクリングについてもう少し詳しく教えてもらえますか？

クライアント：平日の夕方週 2 回くらい一人で行くか，土曜日の朝友達数人と一緒に行きます。

セラピスト：週 2 回一人で，時々土曜日に友達数人と。ではこの 2 つを分けて見ていきましょう。平日に一人で行くほうが一般的なようですのでまずこちらについて聞かせてください。

クライアント：分かりました。何が知りたいですか？

セラピスト：いつ，どこで自転車に乗ることが多いですか？

クライアント：仕事の終わる時間と，エクスチェンジに寄るかどうかによって変わります。仕事が時間どおり終わってまっすぐ家に帰る日は大通りで自転車に乗っている他の人を目にするので自分も行きたくなります。

セラピスト：ではこの表の「外的」引き金の欄にその情報を書き込みますね。バドさんは時間どおりに仕事が終わった日は家の近所で自転車に乗る。他の人がやっているのを見るとあなたもその気になる。

クライアント：そうです。

セラピスト：では「内的」引き金について考えてみましょうか。自転車に乗る前はどんなことを考えていますか？　その時の気分や体調は？

クライアント：そのことを考えるとだいたいワクワクというか楽しい気分になります。たぶん，リラックスできるから良いんだと思います。考えるだけで体の緊張が少しほぐれ，落ち着く気がします。

セラピスト：すばらしいことですね。表に書いておきました。次のカテゴリーへの回答はもうほとんど出ています。「行動」の欄の1番にはサイクリングと，2番には週2回夕方と書きますね。3番には何と書きましょう？

クライアント：だいたい1時間です。

　　注）完成した表参照（別表2.D）。

●非飲酒行動のマイナスの結果の特定

　面白く楽しい行動でも望ましくない要素を伴うことはよくあることです。この場合マイナスの面はプラスの面より即時に起こりがちです。マイナスの影響の継続時間はふつう短いですが，それでもやはり，クライアントがその非飲酒行為に取り組む妨げになり得ます。だからこそ，プラスの結果に進む前にマイナスの結果の存在をしっかりと認識しておかなければなりません。ここで判明したマイナスな要素を削除するためには，後ほど学ぶ問題解決スキルを使うと良いでしょう（第6章参照）。以下は会話の続き。

セラピスト：サイクリングというのはたくさんのプラス影響を持つとても良い行動ですね。では，自転車に乗ることについて嫌いな点は何かありますか？　たとえば，行かなくてすむように，自分に言い訳をするようなことはありますか？

クライアント：どういう意味ですか？

セラピスト：あまり乗り気でないのに無理にサイクリングに行くことはありませんか？　自転車に乗ろうと思っていたのに，自分自身を言いくるめて結局飲みに行ったというような時はありませんでしたか？

クライアント：すごく疲れている日は自転車に乗るのが面倒なこともありますよ。でも，あまり体を動かしていないような週はとくに，少し無理をしてでも行きます。ああ，でも先生の言いたいことが分かりました。

セラピスト：よかった。では表にもどって「短期的なマイナスの結果」と記された欄に回答していきましょう。一つ目の質問は，一緒にサイクリングをする人の嫌いな点についてです。でもあなたは一人で出かけるんですね。では，一人という点について嫌なことはありますか？

クライアント：時々，だれかと無駄口をたたきながらできれば良いなと思うことはあります。普段は平気ですけど。でも，体の痛みのことばかり考えてしまうのは一人でいるせいかもしれません。

セラピスト：結構です。2つ目の質問はサイクリングの「場所」について嫌いな点です。

クライアント：交通量が多い所なので道路の外に弾き飛ばされるんじゃないかと思うことがあります。運転手に腹が立つこともあります。

セラピスト：そうですか。それでは，感情について尋ねている6番の欄に「腹が立つ」と記入しておきましょう。3番についてはどうですか？　自転車に乗る「時」について嫌いなことはありますか？

クライアント：やっぱり交通の問題ですかね。仕事後の時間帯は他の人の帰宅時間でもあるので交通量が多いから。それに暗くなる前に帰ろうと思うと焦るし，乗る前のストレッチも十分できません。

セラピスト：それは体調に関する5番の欄に記入しておきましょう。先ほどのお話では，時々すごく疲れることがあるそうですね。それも記入しておきます。では4番の質問はどうでしょう。嫌な考えが思い浮かぶことはありますか？

クライアント：その夜予定があったりするとちょっと急かされた気分になることはあります。でも，「急がないと遅れる」くらいしか嫌な気分というのは特に思い当りません。

セラピスト：結構です，バドさん。とても上手くいきました。

　注）CRA の手法はポジティブ・アプローチなので，マイナスの結果を引き出そうとあまりクライアントに無理をさせないこと。前述のとおり，短期的なマイナスの面を取り除くための方法をクライアントが見つけられるようセラピストが手助けする機会は後から必ず出てきます。

●非飲酒行動のプラスの結果の特定

　CRA は，不適切な行動というのは学習された行動で，「忘れ去る（unlearn）」することも可能であるという学習理論の考えに基づいています。健全かつ適切な行動と置き換えることができるのです。このプロセスを進めるため，適切な行動に伴うポジティブな強化子を特定する手助けをし，クライアントのモチベーションを高めていきます。その後，そういった適切な行動に実際に取り組む機会を増やすための手引きを行います。

　二人の会話の最後の部分では，非飲酒行動のプラスの結果をすべて特定する方法が示されています。

セラピスト：バドさん，これまでのところ非常に上手くできていますよ。では，最後のカテゴリー「長期的なプラスの結果」に進みましょう。これがいちばん簡単だと思います。どうぞ，上から順にやってみてください。
クライアント：自転車に乗ると気分が良くなるから，グロリアとの関係もスムーズになる気がします。自転車でストレスを発散するから仕事の愚痴を聞かせることが少なくなるからだと思います。こんな感じで良いですか？
セラピスト：もちろんです。続けて。難しいようなら助けますから。
クライアント：サイクリングのおかげで体重もキープできるし，血圧にも良いと思います。前にも言ったようにストレス解消になるし，気分も良くなる。法的な利点は思いつきませんね。仕事への影響も考えつきません。
セラピスト：でも，落ち着くことができて，仕事のストレスを忘れられるんでしょう？
クライアント：ああ，そうですね。癇癪を抑えられるので仕事の面でも役立っ

ていると言えるかもしれません。あとは，時々人に会えるというのが良い点かな。

セラピスト：素晴らしい。もちろんそれはポジティブな利点ですよ。健康維持の意識の高い人たちですか？

クライアント：そうです。熱心な自転車乗りはふつう健康志向が高いですから。なんで酒を飲む時ってそういうこと忘れているんでしょうかね。

セラピスト：それは非常に重要な問題ですよね。後で忘れずにそのことについて話し合いましょう。では，金銭的利点についてはどうですか？

クライアント：最初は道具をそろえるのにお金がかかりましたけど，日常的にみると酒を飲むより費用はかかりません。

セラピスト：法的利点について私から一つ案があります。そもそもエクスチェンジに行かず，かわりにサイクリングをしていたら，酒気帯び運転で捕まることは決してない。

クライアント：まさに！

　クライアントにとっての強化子を明確にするためにはしっかりと時間をかけて徹底的に調べなくてはなりません。飲酒と競合できるだけの強化子となる行為や行動は，クライアントの生活のさまざまな分野にあるはずです。

　この章では CRA の冒頭で行うアセスメント・プロトコールを紹介しました。各要素の理論的根拠や実行方法の説明がここで述べられています。これらのツールは今後も治療期間中ずっと使っていくものであり，残りの章でその方法を紹介します。基準点として，また，強化子を思い出させるヒントとして使うこともあれば，進捗状況のモニターや治療計画の更新のために再確認する場合もあります。CRA のアセスメントと治療プロセスを結び付けて使用するセラピストは多いです。

別表 2.A 飲酒者の行動に関する機能分析（最初のアセスメント）

引き金		行動	短期的なプラスの結果	長期的なマイナスの結果
外的	内的			
1. お酒を飲むとき, **誰と一緒に**いることが多い？	1. お酒を飲む直前によく**考えていること**が何かありますか？	1. 飲酒する**アルコールの種類は何**ですか？	1. なぜ_____（誰）と一緒に飲むのが好きなのですか？	1. 飲酒のせいで, 以下のカテゴリーにおいて生じるマイナスの影響は？ a）対人関係
2. お酒を飲むとき**どこで**飲むことが多い？	2. お酒を飲む直前はどんな**体調**のことが多いですか？	2. **飲酒量**はどれくらいですか？	2. なぜ_____（場所）で飲むのが好きなのですか？	b）身体的 c）精神的
3. お酒を飲むことが多いのは**いつ**？	3. お酒を飲む直前はどんな**気持ち**のことが多いですか？	3. **飲酒時間**はどれくらいですか？	3. なぜ_____（いつ）飲むのが好きなのですか？	d）法的
			4. 飲酒中, 楽しい**考え**が思い浮かぶと思いますが, どんなことを考えますか？	e）仕事関係
			5. 飲酒中, 心地よい体の感覚があると思いますが, それはどんなものですか？	f）経済的
			6. 飲酒中, 精神的にも心地よい感覚があると思いますが, それはどんなものですか？	g）その他

別表 2.B 飲酒者の行動に関する機能分析 (FA)

引き金 外的	引き金 内的	行動	短期的なプラスの結果	長期的なマイナスの結果
1. お酒を飲むとき、**誰と**一緒にいることが多い？ フレッドとビル	1. お酒を飲む直前によく**考えていること**が何かありますか？ 上司が気に食わない。自分だけ扱いが不公平。	1. 飲酒する**アルコールの種類は何**ですか？ ビール（ミラー）	1. なぜ<u>フレッドとビル</u>（誰）と一緒に飲むのが好きなのですか？ 彼らも上司のことが嫌いだから。一緒に悪口を言えるから。	1. 飲酒のせいで、以下のカテゴリーにおいて生じるマイナスの影響は？ a) 対人関係 夕食の時間に遅れるとグロリアが怒る。 バーで喧嘩をした。
2. お酒を飲むときどこで飲むことが多い？ エクスチェンジ（バー）	2. お酒を飲む直前はどんな**体調**のことが多いですか？ 震え	2. **飲酒量**はどれくらいですか？ 12オンス（340ml）瓶5～6本	2. なぜ<u>エクスチェンジ</u>（場所）で飲むのが好きなのですか？ 職場に近いから	b) 身体的 グラスが割れて手を切った。何針か縫った。 c) 精神的 帰宅が遅くなったことにグロリアが腹を立てることにイライラする。
3. お酒を飲むことが多いのは**いつ**？ 仕事の後（平日3回）	3. お酒を飲む直前はどんな**気持ち**のことが多いですか？ 怒り 無力感 恥ずかしい	3. **飲酒時間**はどれくらいですか？ 約2時間	3. なぜ<u>仕事の後</u>（いつ）飲むのが好きなのですか？ 緊張がほぐれるから 4. 飲酒中、楽しい**考え**が思い浮かぶと思いますが、どんなことを考えますか？ 上司が嫌な奴なだけで、自分はそう悪くない。 5. 飲酒中、心地よい体の感覚があると思いますが、それはどんなものですか？ ビールの味が好き。 くつろげる。 6. 飲酒中、精神的にも心地よい感覚があると思いますが、それはどんなものですか？ 心配事を忘れられる。 くつろげる。	d) 法的 酒気帯び運転で2回捕まった。 e) 仕事関係 手の傷を縫ったとき仕事を休んだ。 f) 経済的 傷の縫合に保険が使えなかった。 グロリアも休んだのでその分の給料が減った。 g) その他

別表 2.C 「非」飲酒行動に関する機能分析 (FA) (その行動／活動： 　　　　　　)

引き金		行動	短期的なマイナスの結果	長期的なプラスの結果
外的	内的			
1. _____ (行動／活動) は**誰と**一緒にすることが多い？	1. _____ (行動／活動) をする直前によく**考えていること**が何かありますか？	1. その「非」飲酒行動／活動は何ですか？	1. _____ (行動／活動) を (だれ) とすることについて嫌いな点は？	1. _____ (行動／活動) をすることによって以下のカテゴリーにおいて生じるプラスの影響は？ a) 対人関係
2. _____ (行動／活動) は**どこで**することが多い？	2. _____ (行動／活動) をする直前はどんな**体調**のことが多いですか？	2. _____ (行動／活動) はどのくらいの頻度で行いますか？	1. _____ (行動／活動) を _____ (場所) ですることについて嫌いな点は？	b) 身体的 c) 精神的
3. _____ (行動／活動) をすることが多いのは**いつ**？	3. _____ (行動／活動) 直前はどんな**精神状態**のことが多いですか？	3. _____ (行動／活動) はどのくらいの時間行いますか？	1. _____ (行動／活動) を (いつ) することについて嫌いな点は？	d) 法的
			4. _____ (行動／活動) をしている時嫌な考えが浮かぶことはありますか？	e) 仕事関係
			5. _____ (行動／活動) をしている時体調が悪くなることはありますか？	f) 経済的
			6. _____ (行動／活動) をしている時嫌な感情が湧くことはありますか？	g) その他

別表 2.D 「非」飲酒行動に関する機能分析(FA)(その行動／活動：サイクリング—平日　　　)

引き金

外的	内的	行動	短期的なマイナスの結果	長期的なプラスの結果
1. サイクリング(行動／活動)は**誰と**一緒にすることが多い？ 一人	1. サイクリング(行動／活動)をする直前によく**考えていること**が何かありますか？ リラックスできるので楽しみ。	1. その「非」飲酒行動／活動は何ですか？ サイクリング	1. サイクリング(行動／活動)を**一人で**(だれ)とすることについて嫌いな点は？ 体の痛みのことばかり考えてしまう。	1. サイクリング(行動／活動)をすることによって以下のカテゴリーにおいて生じるプラスの影響は？ a) 対人関係 グロリアとの関係がスムーズになる。 時々他の人にも会える。
2. サイクリング(行動／活動)は**どこで**することが多い？ 家の近所(大通り)	2. サイクリング(行動／活動)をする直前はどんな**体調**のことが多いですか？ 体の緊張がほぐれる。 落ち着く。	2. サイクリング(行動／活動)はどのくらいの頻度で行いますか？ 平日2回 夕方	2. サイクリング(行動／活動)を**大通り**(場所)ですることについて嫌いな点は？ 道路の外に弾き飛ばされるんじゃないかと思う。	b) 身体的 体重がキープできる。 血圧に良い。 c) 精神的 ストレス解消になり気分が良くなる。 リラックスでき，仕事のプレッシャーを忘れられる。
3. サイクリング(行動／活動)をすることが多いのは**いつ**？ 仕事が時間通りに終わってまっすぐ帰宅する日——他の人が乗っているのを見たとき。	3. サイクリング(行動／活動)直前はどんな**精神状態**のことが多いですか？ ワクワクする。 嬉しい。	3. サイクリング(行動／活動)はどのくらいの時間行いますか？ 1時間	3. サイクリング(行動／活動)を**仕事の後**(いつ)することについて嫌いな点は？ 交通量が多い。 暗くなる(焦る)。 4. サイクリング(行動／活動)をしている時嫌な考えが浮かぶことはありますか？ 急がないと遅れる。 5. サイクリング(行動／活動)をしている時体調が悪くなることはありますか？ 体の痛み。 疲れ。 6. サイクリング(行動／活動)をしている時嫌な感情が湧くことはありますか？ 運転手に腹が立つ。	d) 法的 酒気帯び運転で捕まることがない。 e) 仕事関係 癇癪を抑えられる。 f) 経済的 お酒より安価。 g) その他

第3章

試験的断酒

　CRAを他のアルコール治療プログラムと差別化するのが試験的断酒（sobriety sampling）です。厳格な規則や多大な期待でクライアントを圧倒してしまわないようにすれば本格的に治療を開始させる成功率がより高まるという想定のもと行われています。とくに，クライアントが賛同した一定期間限定的に断酒する動機づけに長けているのが試験的断酒です。クライアントの最終的な目標が完全断酒でも適正飲酒でも，いずれの場合もこの手法を用いて構いません。

　このプロセスを成功させるためにはまず試験的断酒という概念を理解しなくてはなりません。米国ではほとんどのアルコールプログラムが唯一の目標として断酒を掲げています［監訳者注7］。要するにクライアント達は「二度と」飲んではならないと教えられるのです。死ぬまで飲んではならないという考え方を受け入れるのは，そもそも自分に飲酒問題があるとは思っていない人にとってはとりわけ難しいものです。そこで試験的断酒が重要になってきます。今後の人生において二度とお酒を飲まないということが必要な人ももちろんいますが，試験的断酒ではより緩やかにその最終目標に取り組みます。もしかすると自分には飲酒問題があるのかもしれないという考えに慣れてもらうため，十分な時間をクライアントに与えるのです。

● 試験的手法の利点

　試験的断酒には上記以外にも数多くの有益な意義があります。
　1. 問題の深刻さをクライアントに理解してもらう間に信頼関係を築く

［▶監訳者注7］本書執筆当時の状況である。

機会になる。
2. クライアント自身が合理的，適切，達成可能と思えるような目標を共に設定できる。クライアントを怖気づかせてより拒絶感を高めてしまうようなことがない。
3. ジスルフィラム（アンタビュース）導入への下準備ができる（第4章参照）。

　以下に示したその他の利点は，クライアントの動機づけを高めるために提示しても良いかもしれない。
4. 飲酒からの「タイムアウト」によってシラフでいる感覚を体験してもらうことができる。これにより，クライアントは認知面，精神面，身体面各症状のポジティブな改善に必然的に着目することになる。
5. 試験的断酒はクライアントの古い癖や飲酒パターンを中断させるため，これらの行動を新しいポジティブな対応スキルと置き換えるチャンスを得る。
6. 短期間の断酒という達成可能な目標を設定し，そこに到達することで，クライアントは自立と自制を学ぶ。
7. 数々の短期的目標を達成することによって即時的かつ反復的成功を体感するため，クライアントの自信を大きく増進，刺激する。
8. 試験的断酒は，クライアントの変化に対する意欲を証明するため，家族の信頼やサポートも引き出す。
9. 意欲が証明されることによって，過去に飲酒のせいでクライアントがかかわってきた法的機関（例：保護観察官）などの信頼もゆっくりとではあるが獲得できる。
10. 試験期間中に直面する問題や再発が認められれば，追加的支援の必要な分野が明らかになる。

●試験的断酒の導入

　試験的断酒には2つの段階があります。期限付き断酒への挑戦に対する同意をクライアントから得ることと，その達成方法を説明することです。同意獲得という一つ目の手順は以下のように進めます。

1. クライアントが最近断酒をしたかどうかを知るためアセスメント資料を再確認する。もししたようなら，通常の断酒期間の長さを確認する。妥当な試験期間を提案したのにクライアントが乗り気でないような場合，この情報を用いて交渉することができる。
2. また，クライアントの治療に対する動機に関するアセスメント情報も注意して確認しておく。交渉の際，動機づけにこの情報を使うことができる。
3. 期限付きで断酒をやってみないかと提案する。その際，上記で挙げたような利点を伝える。
4. 次に，試験期間を90日間にしてはどうかと提案をする。このぐらいの期間がいちばん達成しやすい試験期間であること，またその利点も説明する。また，断酒を始めると最初の90日が最も再発の危険性が高いため（Marlatt, 1980），90日間の断酒することを約束するのは手始めとして最適であると教える。
5. クライアントが90日間という期間に同意したがらない場合は日数を減らす交渉をする。少し困難だが挑戦しがいのある，達成可能な日数に同意を取り付けること。
6. 前述のように，以前の断酒期間について触れたり，今治療に来ている理由を再確認したりすることによってクライアントの意欲を高める。

　以下の例は，中等度であるけれど慢性的なアルコール問題を抱えるクライアントが初めて治療にやって来た場面です。妻が同席しています。

セラピスト：アセスメント情報と機能分析を拝見すると，お酒を飲まずにいるのが難しいようですね。その点は間違いないですか？
クライアント：はい，最近飲みすぎることが多いんです。
セラピスト：それにロンさん，それを指摘したのは息子さんだそうですね。もしあなたがこのまま飲み続けて変わろうとしないなら日曜日のディナーにもう家族を連れてこないと言われたとか。衝撃的だったでしょうね。

クライアント：はい。ショックでした。個人的には，ちょっと息子が大げさすぎるようにも思いますが。
セラピスト：そうかもしれませんね。ですが大切なのは，飲酒について何かを変えたいと思ってここに来られたということです。見たところ長期間の禁酒をしたことはないようですね。今回ここに来られるにあたって，どのようなことを期待されていましたか？
クライアント：よく分かりません。しばらくお酒を止めることでしょうか。

> 注）ここでセラピストは，アセスメント資料から得たクライアントの最近の断酒期間や治療に対するモチベーションに関する情報に触れています。この情報は，妥当な断酒期間に同意させるために後でまた使います。このケースではクライアント自身が期間についてほのめかしたので，セラピストはそれを支持すべくそこに付随する利点を示します。その上で，比較的標準的な90日間という試験期間を提案します。

セラピスト：生活を変えてご自身の行動を自制されたいという強い意欲を持たれているのですね。おっしゃるとおり，しばらくお酒を止めることができるかどうかやってみるのは良い案だと思います。新しい対処法を試し，シラフでいる時の思考や感情の変化を体験する良い機会になると思います。それに，それが上手くいけば大きな自信がつきますよ。飲酒からのタイムアウトはきっと奥さんも喜ばれることでしょう。ですから，一定期間の断酒というのは非常に理にかなっていると思います。今のあなたの決意を見ると最低90日くらいの断酒ならできるのではないでしょうか。
クライアント：いや，ちょっと待ってください。それは思っていたより長すぎる。できません。
セラピスト：［奥さんを見て］キャシーさんはどう思われますか？ ロンさんが本気になれば90日くらい断酒できると思いませんか？
妻：それを決めるのはロン自身だと思いますが，それくらい断酒してくれると嬉しいですね。

セラピスト：ロンさん，どうでしょう？　やってみませんか。一生のうち90日なんてたいしたことないと思いませんか。90日間の断酒期間中に，この試験的断酒の利点がはっきりとお分かりいただけると思いますよ。それに，これがいちばん再発の危険性の高い時期なんです。ですから90日というのが私にはいちばん安心できる期間なんです。どうでしょうか？

注）アセスメント情報からこのクライアントがこれまでに長期間断酒したことがないことは分かっているため，90日間という長い期間に同意をしないだろうことは予測できます。しかしセラピストは，90日間という試験期間の利点を説明しつつ，最初はこの期間を強く勧めます。クライアントが日数を減らす交渉をするための余地を十分作っておくことがここでの目的です。

クライアント：90日なんていう目標はありえない。無理です。
セラピスト：とても無理だとおっしゃるのはよく分かりました。押しつけがましかったようなら申し訳ありません。では，60日ではどうでしょう？　それでも変化は十分実感できると思います。
クライアント：どうしよう。実際，自分にはそう問題があるとは思っていないのに60日もこの治療プログラムを続けるつもりはないんです。
セラピスト：このプロセスに抵抗があるのはよく分かります。あなたにとって新しい試みですものね。躊躇するのも分かります。じゃあ30日ごとにしてみるというのはどうですか？　1カ月なら難しくないのでは。それに，ちょうど1カ月と少し先に休暇の時期も来ますし。30日間の断酒を達成してから休暇中に息子さんとそのご家族をディナーに招待する，というのは良い案だと思いませんか？
クライアント：30日ならまあいいかな。
セラピスト：［奥さんを見て］キャシーさんはどう思われますか？
クライアント：すごく良いと思います。30日から始めるというのに賛成です。

注）セラピストは30日という目標を，「息子や孫との関係を保つ」というクライアントの主な動機につなげました。もしこの時点でも同意が得られなかっ

たら，どれほど少ない日数でも構いませんのでクライアントが納得するまで減らしてください。この後，3週間，2週間と減らしていき，最終的には1日になっても構いません。

●期限付き断酒を計画する

クライアントがどれくらいの期間断酒するかが決定したら，次に「どうやって」それを達成するかを決めます。試験的断酒のこの2番目の段階の重要な要素は以下のとおりです。

1. 次の予約日を数日以内に設定すること。クライアントが断酒に挑戦すると決めたら直ちに成功のために必要なスキルを教えることが大切だからです。
2. 断酒のための計画を考案する際，単にこれまでにやってみた方法だけに頼らせることをしないこと。それらが上手くいかなかったから今に至っていることを指摘します。
3. これからの数日間に最も直面しそうな断酒の妨害となる状況をクライアントに挙げてもらうこと。機能分析（FA）を参照し，主要な引き金を再確認します。クライアントが引き金の概念を理解しているか，それがなんであったかを覚えているかを確認します。
4. 上記で見つけたハイリスクな状況において飲酒に勝る代替行動に関する具体的計画をクライアントと共に立てること。すべての引き金について話し合います。
5. 詳細な計画が立ったら，予備の計画も立てておくこと。
6. 必要に応じて，今回の断酒への挑戦に対して最適な動機をクライアントに思い出させること。
7. 常にクライアントを強化すること。

以下のロン氏とセラピストの会話で上記のポイントを確認していきましょう。

セラピスト：30日間の断酒を決意されたことを本当に嬉しく思います。素

晴らしい目標ですね。ですが過去にも断酒に挑戦して失敗したことがあ
りますし，今回どのようにこの目標を達成しましょうか？
クライアント：まあ飲まずに頑張るしかないですね。意思を強く持てばでき
るかなと思います。
セラピスト：おっしゃるとおり本当にやる気を出せば大抵のことは達成でき
るものだと思いますが，現実的なことを言うと，アルコールを避けるこ
とに関してはこれまでのところ成功していませんよね。断酒は簡単な課
題ではありませんよ。意思の力で断酒を続けられたことがこれまでにあ
りましたか？
クライアント：長くはもちませんでした。でも今回は本気ですから。絶対に
中断しないと。このままじゃだめだって分かっているんです。家族にま
で見放されそうになっているんですから。
セラピスト：私にできるお手伝いはすべてします。キャシーさんも，ご主人の
ためなら何でもしてあげるつもりでここに来られたのではありませんか？
ご主人の断酒と健康のために力の及ぶことはすべてしてあげられますか？
妻：はい。大切な主人ですし，できることはなんでもします。

> 注）支援的で思いやりある言葉を妻から引き出せそうな場合のみ，セラピスト
> は妻に話を振ります。これによって多くの場合，クライアントの動機づけは
> さらに高まります。

セラピスト：30日間の断酒という目標にたどり着くためにできることは他
にありますか？
クライアント：どうでしょう。仕事が終わったらまっすぐ家に帰って出かけ
ないようにしましょうか。魔が差さないように家中のアルコールを捨て
ておかなくては。
セラピスト：これまでにその方法が上手くいったことはありましたか？
クライアント：いや，ありませんでした。でもその時はこんなプログラムに
入っていなかったから。
セラピスト：ロンさん，今回は重要なことがたくさんかかわっています。今

回あなたが本当に変わりたいと思われていることを私は信じています。変わることができたら家族をまた家に招待することができるんでしょう。それに奥さんも100パーセントあなたをサポートするつもりだと断言してくれました。まず何をするべきかについてはもう案が出ましたね。仕事が終わったらまっすぐ家に帰る，そして，家中のアルコールを捨てておく。あと少し時間を取って，成功の可能性を最大限にするためにできることを見つけましょう。どうでしょう，一緒にやってみませんか？

クライアント：まあ別に構いませんよ。

セラピスト：結構です。まずは，今日から数日以内にもう一度セッションにお越しいただくことです。有効なスキルがいくつかあるので早くお教えしたいので，1週間も先伸ばしにはしたくないんです。次のセッションでは基本的な問題解決スキルを練習しましょう。たとえば飲みたい欲求に駆られたときなどに使える具体的な方法を学んでいただきます。

クライアント：本当に役に立てばいいんですが。

セラピスト：きっと立ちますよ，その時が来たら分かると思います。じゃあ，問題解決のセッションは今週の金曜日の正午でどうですか？

クライアント：まあ来てみます。

> 注）クライアントが変化への動機づけを示したら素早くCRAのプロセスを始めなくてはなりません。しかし，一度にたくさんの手法を持ち出してクライアントを怖気づかせないことも大切です。ここでセラピストは，次のセッションを同週の後半に設定し，そこで恒久的な変化のチャンスを高める方法を教えますと伝えました。その一方で，一時的でシンプルな解決策——飲酒に匹敵する行動の設定——へと話を進めます。過去の「手法」は飲酒行為を変えるには不十分であったということはすでに指摘済みです。

セラピスト：では次に，飲酒に勝る，もしくは飲酒を防ぐ行動を少なくとも数個決めておきましょう。ロンさん，機能分析（FA）に記入したありがちな飲酒状況の中で，金曜日にお会いするまでに最も断酒の障害になりそうなものはどれですか？

クライアント：たぶん毎日帰宅途中に角のコンビニに寄ってしまうことです。そうしたらビールを買って飲み始めてしまいますから。

セラピスト：そうですね。その飲酒状況の引き金が何だったか覚えていますか？

クライアント：いくつかは。まず店の窓に貼られたビールの広告が目に入ったらもうおしまいです。一杯目のビールの冷たさと旨さしか考えられなくなります。

セラピスト：そうですロンさん。それらが引き金でしたね。店の窓のビールの広告が視界に入ること。それに，喉を通るビールの味の想像。では，「気分」に関する引き金はどうですか？

クライアント：ああ，そうでした。すごく疲れた気分の日は店に立ち寄ってしまうんでした。

セラピスト：そうです。では，帰宅途中にこれらの引き金に気づいたら早急に対処しなくては飲酒が勝ってしまうことはもう分かっていますね。どちらに先に気づくでしょうか？

クライアント：疲れた気分です。1週間のうち少なくとも2日はものすごく疲れてしまいます。そんな日に酒に手が出ます。

セラピスト：疲れに対する別の対処法を考えましょう。あと，コンビニを見たらもうおしまい，とおっしゃったくらいですから，まずはそのコンビニをどうやって回避するかを考えなくてはなりませんね。

クライアント：それは簡単です。別の道を帰ればいいだけです。職場から家への道のりは他にもたくさんあります。

> 注）セラピストはクライアントの機能分析（FA）に挙げられた引き金を再確認しています。引き金という考え方をクライアントが理解しているかどうか，そして，引き金が何であったかを覚えているかどうかをチェックするためです。潜在的な引き金すべてに対処できるまで代替行動の設定を続けます。

セラピスト：結構です。では帰宅ルートは変えられるということですね。では，ひどく疲れている日はどうしましょう？　それがいちばんの引き金ですよね。

クライアント：なんとか乗り切るしかないですね。
セラピスト：私に考えがあります。ロンさん，疲れたときビールを飲んでしまう「理由」を教えてもらえますか？
クライアント：頭がはっきりして，何かをやろうという気分になれるからです。
セラピスト：頭をはっきりさせて元気にしてくれるものが他にありますか？　コーヒーは？　元気に散歩をしてみるとか？
クライアント：コーヒーは飲みませんし，散歩は好きじゃないんです。楽しくないので。でも家に帰って庭仕事をすることはあります。それならしばらくは熱中できますね。
セラピスト：すばらしい。では，次回金曜日に会う時までで構いませんので，仕事の後毎日庭仕事をすることにしませんか。
クライアント：分かりました。ほんの2日程度ですし，やることはいっぱいありますから。
セラピスト：雨が降った場合の代わりの計画を立てる必要がありますか？
クライアント：そのほうがいいかもしれません。ああそうだ，ガレージで作業をすることにします。棚を付けたいとずっと思っていたんです。
セラピスト：結構です。まとめてみましょうか。コンビニを回避するために別の道で帰宅する。家に帰ったら庭仕事をする。雨が降ったらガレージで棚を作る。
クライアント：ええ，それならできそうだ。
セラピスト：30日間の試験的断酒に向けて幸先の良いスタートが切れそうですね。

　前述のとおり，セラピストには達成すべき重要な課題が2つありました。クライアントに試験的断酒に同意してもらうこと，そして，断酒を続けるための具体的な方法をクライアントと一緒に決めること。ほんの数日間の断酒くらい簡単だと思うクライアントは多いので，2つ目の課題は拒否されがちです。しかし実際はほんの数日の断酒でも難しいものなので，明確な新しい計画を立てるためにセラピストは断固とした態度で臨まなくてはなりません。ここではセラピストは「悪天候」という障害も予測しています。たった一つ

の予備の計画を紹介するだけでも，障害に対する計画と対処という概念をクライアントに知ってもらうことができます。動機づけが下がってしまわないよう，クライアントにはプログラム初期に成功を体験してもらわなくてはならないということを忘れないでください。

●抵抗するクライアントに試験的断酒を受け入れてもらう

　試験的断酒の進め方の例をもう一つ紹介します。この場合のクライアントは治療に対してより否定的で，かつ，飲酒問題も深刻です。裁判所からこのプログラムを紹介されて訪れました。そのような場合でも試験的断酒の2つの基本的要素に変わりはありません。期間を決めた断酒に同意してもらえるよう促すことと，断酒達成のための計画を立てることです。第一の部分のやり方を以下の会話で紹介します。

　期限を設けることの利点を示す際は，そのクライアントにとって動機（モチベーション）になりそうなものだけを挙げるようにしてください。明らかにどうでもいいと思われそうな「利点」まですべて挙げ連ねる必要はありません。また，抵抗的なクライアントと期間について交渉する際には，クライアントの動機（モチベーター）に繰り返し触れるようにしてください。そうすると，その人の飲酒問題の「程度」に関する議論を最小限に保つことができ，また，本人にとって意味のある形で変化を訴えることができます。

セラピスト：デイブさん，今日の調子はいかがですか？
クライアント：まあまあです。先生は？
セラピスト：調子は良いですよ。ではまずあなたがここに来られた理由と私の手助けの方法についてお話ししましょう。
クライアント：酒気帯び運転で捕まったのが3回目なんですが，ここに来なければ刑務所行きと言われたので来ました。
セラピスト：酒気帯び運転が3回ということは飲酒のせいでかなりの法的問題が生じているということですね。アセスメント資料を拝見すると，生活の他の分野でも飲酒による問題があるようですが。
クライアント：昔と比べたら飲まなくなったほうなんですよ。それに問題のほ

とんどは運が悪かったから起こっただけで，飲酒のせいじゃありません。

セラピスト：デイブさん，お酒を飲む人はたくさんいますが，その人たちが皆酒気帯び運転で捕まったり懲役刑を受けたりするかといえばそんなことはありません。あなたの置かれている厳しい状況は悪運のせいだけではありません。

クライアント：だからここに来たんじゃないですか。何をすればいいんですか？

セラピスト：やりたくないことは何もしなくて構いません。私は手助けができるようならするだけです。簡単な質問をさせてください。あなたは，ご自身の飲酒が問題だと思っていらっしゃいますか？

クライアント：いいえ，とくには。

セラピスト：では，司法当局はあなたの飲酒と運転に問題があると考えていると思いますか？

クライアント：そうでしょうね。刑務所に入れられそうになったくらいですから。

セラピスト：では少なくとも法的観点からはあなたの飲酒には問題があるといえる。

クライアント：まあそうですね。

注）クライアントに飲酒問題があるかどうかに関する議論には，セラピストは時間もエネルギーも費やしていません。その代わり，懲役刑を避けることがクライアントの治療に対するモチベーションであることに留意し，法的な方向からクライアントに働きかけています。このクライアントも，その観点からなら飲酒行動に対するこういった見解が比較的受け入れやすかったようです。この段階で期限付きの断酒を紹介するためにセラピストが必要としたのはこれだけでした。

セラピスト：ではどうすればよいでしょう？　しばらくお酒を止めてみますか？

クライアント：一応それが執行猶予の条件なんですが，でも今も飲んでます。知られようがないので。先生まさか報告したりしませんよね？

セラピスト：セッションはすべて守秘されています。ですが，デイブさん，

私の仕事はアルコール乱用を止める手助けをすることで，制度を欺くためではありません。あなたにはアルコール問題があるようですし，私にできる最善のアドバイスは飲酒を止めることです。少しの間でも止めることができれば物事がもっとよく見えるようになると思います。
クライアント：少しの間って？
セラピスト：それは一緒に決めれば良いと思います。その前に，最終的な目標が完全な断酒でなくても短期間断酒することが有益な理由をいくつかお教えします。
クライアント：よほどの理由なんでしょうね。
セラピスト：あなたの場合，ご家族や裁判所に対して真剣に変わろうとしていることを証明することにつながります。このような状況での断酒は裁判所にも非常に好印象を与えます。

　　　注）セラピストがここで紹介している「試験的手法の利点」（p.46）は，本人にとって重要だと思われるものだけです。

クライアント：そうですね。そのことは考えました。さっきも聞きましたが，「少しの間」ってどのくらいですか？
セラピスト：90日ではどうでしょう？　90日の断酒のほうが90日の拘置よりましでしょう。
クライアント：ありえまえせん！　酒を止めたくてここに来たわけじゃないんだ。自分には問題なんてないんですから。
セラピスト：そうかもしれません，でも，私はいつも皆さんに90日と提案するんです。飲酒を止めるとたくさんの物事が改善されると実際に気づく人は多いんです。もしそうならなければまた飲み始めればいいでしょう。ただ，再発は通常最初の3カ月に起こるものなので，90日止められるかどうかというのは非常に重要なんです。それに，家族や司法に今度こそ真剣だということを認めさせるには90日くらいの断酒は必要だと思いませんか？
クライアント：90日も絶対に止めません。別に大して飲むわけじゃなし。

注）今回もまず比較的長期間の断酒を提案し，また，その論理的根拠を説明しています。交渉が始まることはセラピストには初めから分かっています。

セラピスト：大して飲むわけじゃないなら止めるのも簡単では？　では60日は？

クライアント：それでも長すぎです。酒を止めるなんてつもりは毛頭ありませんから。言ったでしょう，自分には問題なんてないんです。

セラピスト：そうかもしれませんが，裁判所は明らかにそうは思っていませんよ。それに，問題がないと自分自身に証明するためにも，たとえ1カ月でも断酒に挑戦してみるのは良いことだと思いませんか？

クライアント：「問題がないことを自分自身に証明する」ってどういう意味ですか？　問題はないって言ってるでしょう。止めようと思えば止められるんです。止めたいと思わないだけで。

セラピスト：じゃあ2週間だけならやめられますか。それから話をしましょう。保護観察官にも好ましい報告書が提出できますし。2週間だけ。2週間ならだれでも止められると思いませんか？

クライアント：分かりましたよ。できるってことを先生に見せますよ。できないと思っているんでしょうが，できますからね。

セラピスト：そうかもしれませんね。体調や気分も良くなるのがきっと分かりますよ。とにかく悪いことではないでしょう。

　クライアントには完全な断酒が必要だということが明らかな場合でも試験的断酒を使います。相手を遠ざけてしまうのではなくまずは親密な関係を築くことが大切だからです。またここでは，クライアントに2週間の試験的断酒をさせるために2つの動機（モチベーター）を使っています。(1)止めようと思えば止められるとクライアントは本当に思っており，また，それをセラピストに証明したがるだろうということが分かっている。(2)2週間の断酒に挑戦すれば保護観察官に好ましい報告書を出すとクライアントに伝えた。望ましい方向にクライアントを動かすために本人から出た動機（モチベーター）を使っています。

●計画を立てる中での対立を回避する

　このような難しいクライアントが相手の場合，主権争いに陥りやすくなります。それではらちがあきません。直接的な対立を避けつつ，短期的断酒を達成するための具体的かつ合理的な計画を立てなくてはなりません。手順のリストは本章の『期限付き断酒を計画する』（p.51）を参照してください。

セラピスト：セッションの最初の2週間は通常週に2回来ていただきます。来られそうですか？
クライアント：無理です。今日も仕事を休んでここに来たんです。これ以上欠勤はできません。
セラピスト：では来週までお会いできませんね。2週間の断酒を達成するお手伝いをしたいんです。目標達成の可能性を高めるにはどうすればいいか，この先の1週間について考えてみましょう。

　注）セラピストは週2回のセッションへの参加に同意させることはできませんでした。ですが，治療の早い段階で無理強いをしても主権争いになるだけなので押し付けることをしていません。同じ理由から，過去に失敗した曖昧な断酒方法についても触れませんでした。その代わり，セラピストは自分が彼の目標達成の協力者であるということを表明しました。

クライアント：止めると言ったんだから止めますよ！
セラピスト：もちろん信じています。あなたならできるでしょう。ただサポートをしたいんです。これからの1週間で最も飲酒につながりそうな状況を教えてもらえますか？
クライアント：ガールフレンドが職場に迎えに来るのが遅くなる時かな。時々30分も待たされることがあってあまりに腹が立つのでそのままバーに行くんです。まったく，彼女が遅れてくるのが本当にむかつくんです！
セラピスト：飲酒状況に関する機能分析（FA）をやってもらいましたが，覚えていますか。

クライアント：またあれをやるんですか？
セラピスト：その必要はないと思います。ただ，そういう状況での飲酒の引き金について覚えていらっしゃるか確認をしたいのです。
クライアント：簡単です。癇癪を起こしてしまうんです。癇癪を起こすと飲みに行ってしまいます。
セラピスト：そうでしたね，引き金の一つは怒りでした。ガールフレンドに関して出来事が何か起こった時に頭に浮かぶ考えは？
クライアント：そうですね，たとえば「また遅れやがって！　ビールでも飲んで落ち着こう」とか。
セラピスト：では身体的にも苛立ちを感じる？
クライアント：もちろん。あまりに腹が立ってじっとしていることもできず，手が震えることもあります。
セラピスト：記憶力が良いですね。引き金についてははっきり理解されているようなのでこれくらいにしておきましょう。ガールフレンドは毎日職場に迎えに来てくれるんですね。たまに遅れることがあって，そんな時は彼女が来る前に職場を出て飲みに行く。この問題にどう対処しましょうか？　バーに飲みに行く以外にできることはありますか？

　　注）ここでセラピストは代替行動に触れています。問題解決を取り扱う次のセッションまで丸1週間あるため，これをしておくことは非常に重要です。

クライアント：運転免許さえ返してもらえれば彼女に頼る必要もないんですが。
セラピスト：そうですね。そのためにも断酒をして，責任ある市民だということを司法制度に示すことですね。でもそれは長期的目標です。もっと直近の解決策を考えましょうか？
クライアント：自宅の近くに住んでいる人がいます。ガソリン代を払ったら1週間くらいなら一緒に乗せてもらえるかもしれません。
セラピスト：それは素晴らしい解決策ですね。ガールフレンドに対する怒りに対処する新しい方法を考えるよりもずっと良い案です。怒りへの対処には後ほど取り組みましょう。それにその案ならそもそもガールフレン

ドに腹を立てる機会もなくなりますね。その人は乗せてくれるでしょうか？
クライアント：ええ、いつもお金がないと愚痴っているので、お金を渡せばやってくれると思いますよ。
セラピスト：その人も遅れてくるようなことがあったら、また腹を立てて飲んでしまうでしょうか？
クライアント：それはないと思います。仕事が終わる時間はその人と同じなので。見た限りまっすぐ家に帰っているみたいですし。
セラピスト：万一に備えて簡単な代わりの計画を立てておきましょうか。何かの理由であなたが帰りたいのに彼が帰れない場合。あなたはだんだん腹が立ってくる。落ち着くために、お酒を飲む以外に何ができるでしょう？
クライアント：うーん。従業員用ラウンジがあるのでそこに行ってみようかな。テレビが置いてあったと思うので。煙草でも吸ってそこで待つことにします。
セラピスト：良いプランだと思います。

> 注）ここでセラピストは代わりの計画の作成を促しただけでなく、怒りという引き金にも直接的に対処しています。ガールフレンドに対する怒りという可能性を回避するこの計画は、この場合の一時的解決策として理に適っています。そして、それでも怒りの感情が生じてしまった場合に備えてさらに対策を練ったことでより優れた戦略が立てられました。

セラピスト：では、その計画でこれから1週間やってみてください。次回は実際に問題解決の練習をしましょう。将来的に飲酒以外の方法で怒りに対処できるようになるために。

　目の前の重要な課題を話題にすることで、セラピストはこのクライアントの攻撃的な姿勢を何度もかわしています。そうすることで、次回のセッションまでに飲酒してしまう可能性を減少させているのです。直接的な対立を避けたことによって、これからの1週間に最適な計画をクライアントと共に考

え出すことができました。クライアントに生涯の断酒を宣言させるための説得などは決してしてはいけません。それではクライアントに早々に治療を中断させることになったり，もしくは目指そうという気の起こらないような目標を設定させたりすることになりかねません。このクライアントは明らかに長期的に飲酒を止める準備ができていませんでした。

　二度と飲んではいけないと言われていると感じ，セラピーに来なくなってしまうクライアントが多くいます。クライアントが早々にリタイアしてしまうような治療プログラムは効果がないということです。CRAの試験的断酒のやり方なら，そのような結果を防ぐことができるのです。可能な限り対立を避けることによって，また，強化子とサポートを用いることによって，クライアントをポジティブな方向へと導くのです。短期間の断酒をつなぎ合わせていくことで，穏やかでかつ合理的に断酒に向かっていきます。「1日ずつ」のアプローチがここに適用されているのです。次の章では，試験的断酒の第二段階に取り入れることのできるジスルフィラム（アンタビュース）というツールをご紹介します。

第4章

CRAにおけるジスルフィラムの使用

　CRAでは健全なライフスタイルを手に入れるために周囲のリソース（資源）を活用するようクライアントに教えます。それが治療計画にジスルフィラムを取り入れることを意味する場合もあります。ジスルフィラムとはアルコールの使用を抑止する薬です。処方どおり服用すればアルコールを摂取しない限り副作用はほとんどありません。しかしジスルフィラムを使用した状態で飲酒すると，ジスルフィラム－エタノール反応が起こります。この化学反応により非常に気分が悪くなるため，アルコールの好ましい効力を感じることができなくなります。飲酒を止めようと何度も試みては失敗している人，このまま飲み続けると大きな悪影響を被る人，衝動的な飲酒傾向のある人，飲酒の引き金を多数持っている人などにとくに有効な薬です。ジスルフィラムは回復途中にあるクライアントに有益な，CRA治療のオプション的要素です。第1章に記載のとおり，断酒期間中のサポートとしてCRAの試験的断酒の後に追加されたのがジスルフィラムです。

● 治療の一部としてのジスルフィラムの必要性を認める

　以下はCRAセラピストと複数のアルコール問題を抱えるクライアントの会話です。飲酒のせいで健康，夫婦関係，仕事における問題が生じたため治療を受けにやってきました。この会話の前にすでに試験的断酒について話をしており，クライアントは30日間の断酒を誓いました。アルベルト氏がそれをどのように達成するつもりかをセラピストが尋ねるところから会話は始まります。手順の適用については『期限付き断酒を計画する』（第3章，p.51）を参照してください。

セラピスト：アルベルトさんが 30 日間の断酒を達成できるよう私もできる限りのお手伝いをしたいと思っています。お話によると，これまではほんの 10 日の断酒でも入院が唯一の達成方法だったということですね。では，病院に閉じ込められることなく，仕事に行きながら，家で生活し，外出もしながら，一体全体どうやって 30 日も断酒するつもりですか？ どうやったら飲まずにいられるでしょうか？

クライアント：なんとか飲まずにがんばります。

セラピスト：そうですか。でも少し手助けがあるほうがよいのではありませんか？ そのための具体的なスキルをお教えしたいので，できればまた近々来てもらえますか？

クライアント：ええ，もちろん。水曜日なら同じ時間に来られます。先生のご都合はどうですか？

セラピスト：大丈夫です。ではまず，この先数日間に最も断酒の障害になりそうなものが何かを特定していきましょう。最も飲みたくなる場所はどこですか？

クライアント：一つの場所をあげるのは難しいですね。仕事の後がいちばんひどいのはひどいですが，朝にそんな気分になることもあります。それに，最近はランチの時間に連れ立ってビールを飲みに行くこともあります。

> 注）セラピストは次のセッションを予定してから断酒の最大の脅威を特定しようとしています。この後，ハイリスクな状況や引き金が数多く存在することが明らかになってきます。

セラピスト：アルベルトさん，これは簡単なことではありませんよ。今回は具体的な計画を立ててそれに従うことが大切です。本当に成功していただきたいので，そのためには意志の力以上の計画が必要です。

クライアント：ええ……，じゃあ家中の酒を捨てるようにしましょうか。それに，車で仕事に行くようにして，仕事の後はまっすぐ家に帰るようにします。

セラピスト：「仕事が終わったらまっすぐ家に帰るようにしよう。アルコー

ルのあるところには行かないようにしよう」と自分に言い聞かせたことが今までありましたか？
クライアント：何度もあります。
セラピスト：それでどうなりました？
クライアント：同僚たちと集まるんです，仕事の後。外は暑くて……工事現場なんで……。
セラピスト：それで飲んでしまうんですね。
クライアント：ええ。だいたい誰かがトラックにクーラーボックスを積んでいて，それからバーに行って何杯か飲んで。楽しくなってきたらもうおしまいです。とにかく飲み始めたら止まらない。
セラピスト：では，計画はあるけれど上手くはいかなそうですね。どうやって30日間断酒するかは実際よく分からない，でも30日間止めてみたいとは思っている。
クライアント：そうしないといけないんです。家族に居てほしいから。妻には家を追い出されそうだし，仕事も失いたくない。それに死にたくない。今みたいな飲み方は自殺行為だと医者に言われました。

　このクライアントには真面目な心構えがあるけれど，確固とした計画なしでは自制するという約束を守れる見込みはほとんどない，とセラピストは明言しています。具体的計画を立てる中で，このクライアントの治療計画にはジスルフィラムを追加するのが最適だとセラピストは考えました。第一に，このクライアントは飲酒を続けると非常に深刻な影響を被ることになります。さらに，アルコール摂取をコントロールしようとして幾度も失敗してきた経験もあります。また，飲む頻度と場所が多すぎるため，すべての引き金に対処して飲酒に勝る行動を設定するのはほぼ不可能です。

●効果的な治療要素としてジスルフィラムを紹介する

　続く会話の中でセラピストは，ジスルフィラムを治療の補助として使用する可能性について触れています。強調すべき基本的な事柄は，以下のとおりです。

1. ジスルフィラムを服用した上でアルコールを摂取すると非常に気分が悪くなるため，強力な抑制力になる。
2. ジスルフィラムの服用を止めても最高2週間程度は抑止力が続く。
3. ジスルフィラムの服用にはさまざまな利点がある（ジスルフィラムの利点についてはpp.70〜73参照）。
4. ジスルフィラムはCRAプログラムのほんの一部である。その他の問題にはセラピーセッションで引き続き取り組んでいく。
5. 服用プロセスに訓練を受けた監督者が関与することでジスルフィラムは治療の補助として最大の効果を発揮する。この人物には次回のセッションに参加してもらう。

セラピスト：アルベルトさん，私に考えがあります。あなたは30日間断酒したいと思い私にそう約束してくれましたが，計画がない。では，30日間の断酒の助けになる特別なツールがあり，それを使うことができると言ったらどう思われますか？　あなたは工事現場で働いているんですよね。では，仕事ごとに適した道具を使わなくてはならないということをあなたなら十分知っているはずです。私はその道具を持っています。断酒をして目標を達成するためにその道具を使ってみませんか？
クライアント：バリウム [監訳者注8] か何かですか？
セラピスト：いいえ，バリウムではありません。バリウムでは目標達成の役には立たないでしょう。バリウムもアルコール同様薬物なので逆効果です。バリウム中毒になってしまうようなことになるとアルコール代わり

[▶監訳者注8] ベンゾジアゼピン系抗不安薬，ジアゼパム。

にしてしまう可能性があり，大きな害になります。

クライアント：そうでしょうね。以前，医者からリブリウム [監訳者注9] を出されました。私はその薬を飲んだ上で酒も飲んでいました。どちらかというと余計に飲みたくなったように思います。

セラピスト：私はリブリウムを出すつもりはありません。30日間の断酒に話を戻しましょう。私が持っている道具というのは，小さな白い錠剤 [監訳者注10] なんです。毎日飲んでもらうものなんですが，この錠剤はアルコールの「良い影響」を感じられなくしてくれるので，きっと断酒に役立ちます。アルコールを飲んでも「良い気分」にならず，逆に気分が悪くなるんです。

クライアント：なんですって。その錠剤を飲むといくらお酒を飲んでも酔うことがないってことですか？

セラピスト：いいえ。錠剤を飲んだ上で飲酒すると，とても気持ち悪くなるんです。嘔吐感やめまい，脂汗，震え，あせもなどが出ます。

クライアント：ひどい。

セラピスト：まさにそうなんです。これは抑止効果と呼ばれるものです。今私たちがやろうとしているのは，あなたを抑止し，お酒を飲まないようにすることですね。確固とした計画がなかなか立てづらいので，ジスルフィラムというこの薬を使うことをお勧めします。服用中に飲酒するととても気持ち悪くなるのですから，絶対にアルコールを断つ助けになりますよ。

クライアント：もし飲んだら……どんなお酒でも？

セラピスト：そのとおりです。

クライアント：飲みすぎたみたいな感じですか？

セラピスト：似ているかもしれませんが，ジスルフィラムのほうがひどいと思います。

クライアント：その薬は毎日飲まないといけませんか？

セラピスト：約束の30日間だけ毎日飲んでもらえればいいと思っています。

クライアント：じゃあたとえばその薬を飲み始めたとして，でも3日もしたら酒を飲みたくなったとしたら。もう無理ってなったら。そうしたらど

[▶監訳者注9] ベンゾジアゼピン系抗不安薬，クロルジアゼポキシド。

[▶監訳者注10] 本邦では散剤。

うなりますか？

セラピスト：良い質問です。この薬には実は残留効果というものがあり，服用を止めても血液中に7日から14日間は留まるんです。飲みたいと思ってその感情に打ち勝てなかった時にジスルフィラムの服用を止めたとしても，約2週間は効果が残ります。つまり安心して飲むことはできないということですね。その間は飲むと気分が悪くなる可能性がありますから。

クライアント：じゃあ服用を止めてもしばらくは酒を飲めないってことですか？

セラピスト：そうです，そのとおりです。もちろん止めたいと思ったらいつ止めても構いません。でも計画を変えたいと思ったらまずは私に電話をください。これからの30日間は毎週1，2回はお会いすることになります。セッションでは他の分野に取り組みますが，その際にジスルフィラム服用の調子についてもお尋ねします。

注）ジスルフィラムによる飲酒の抑止効果について説明し，残留効果が2週間続くことも付け加えました。また，ジスルフィラムは全体的な治療計画のほんの一部であることも明確に伝えました。続いてセラピストは試験的断酒のバックアップ・プランを立てました。この場合のバックアップ・プランは，クライアントがジスルフィラム服用を止めたいと思ったら電話をしてもらうことです。

クライアント：そんな薬は飲んだことがないな。酒を飲めないっていうのはどんな気分なんだろう。

セラピスト：不安なのはもちろん分かります。ジスルフィラムの服用にはいくつかの利点があります。それらを知ったら服用してみる価値があると思えるかもしれません。まず，ジスルフィラムの服用は目に見えて行えるので，奥さんとの信頼関係につながります。明確な努力が見えると上司も安心するでしょう。口先だけでなく，事態の改善に向けてアルコールを断つために実際に薬を服用するんですから。それに，衝動的に飲むことがなくなります。残留効果があるため飲酒をしたいと思っても数日前に心を決めておかなくてはなりません。それだけでも衝動のコントロールにつながりま

す。加えて，セラピーにも来続けることになるので，他の問題にも取り組めます。副作用についてはお酒さえ飲まなければほとんどありません。

 注）ここでセラピストはジスルフィラム服用の利点をいくつか挙げています（ジスルフィラムの利点の完全な記述は pp.70〜73 参照）。

セラピスト：何か質問がありますか？ アルベルトさん。
クライアント：いいえ。でもなんだか怖い気もします。
セラピスト：それを言うならアルコールで死ぬのも怖くはありませんか。
クライアント：分かりました，やってみます。30 日間。
セラピスト：よかった。では，奥さんにもお越しいただいてお手伝いをお願いしたいのですが。この治療では，誰かにジスルフィラムを準備してもらい，服用をほめてもらうのが最も効果的なんです。できれば奥さんにその役割をお願いしたいと思っています。

 注）実際にジスルフィラムを服用する手順の詳細は，ジスルフィラム監督者の役割の説明と共に紹介します。

● ジスルフィラムの利点

クライアントはさまざまな理由をつけてジスルフィラムの服用を避けようとします。使用を促す一つの方法は，ジスルフィラムを服用することによるたくさんの利点を列挙してあげることです。

1. **家族の不安を減らす**：処方どおりジスルフィラムを服用することで飲酒するのではという家族の不安を減らすことができます。たとえばクライアントがお酒を飲むつもりがないときに外出したとしたら大切な関係者（CO）が不審がるようなことがないか，クライアントに尋ねてみてください。外出したクライアントが飲酒する可能性を懸念することが少なくなれば，大切な関係者（CO）ももっとリラックスすることができ，二人の関係も改善されるということを説明しましょう。

2. **家族の信頼を高める**：ジスルフィラムの服用により，クライアントの断酒への真剣さを示すことができます。家族の信頼度が低すぎるあまり関係性の改善に取り組むことすらできない場合が多いため，これは重要なステップです。約束を交わしたのに幾度も守られなかった件について，クライアントとその大切な関係者（CO）と話し合ってください。クライアントのジスルフィラムの服用は，断酒達成に真面目に取り組んでいるという具体的な証拠になります。CRAアプローチでは，何事も成り行き任せにすることはありません。

3. **「スリップ」を減らす**［監訳者注11］：ジスルフィラムを服用していると「スリップ」が起こりにくいため，やる気を失ったりカウンセリングが停滞したりする可能性が低くなります。スリップは破禁自棄効果（Abstinence Violation Effect）（Marlatt & Gordon, 1985）を引き起こし，壊滅的な結果につながる可能性もあります。破禁自棄効果は，一杯飲んでしまったクライアントがどうせ「やってしまった」のならいっそのこともっと飲んでしまえ，と考えることです。実際，一旦飲んでしまうと自制ができなくなると思い込んでいる飲酒者もいます。だからこそスリップは積極的に防いでいくべきなのです。

4. **たくさんの飲酒の引き金に同時に対処する力をつける**：セラピストは，CRAの基本的なテクニックをクライアントに教える機会が訪れる以前に，飲酒を防ぐための代替行為を考え出す手助けをするものです。しかし，飲酒状況があまりに広範な場合や引き金の数が多すぎる場合はそれをするのが困難です。ジスルフィラムの服用は，飲みたいというすべての誘惑に同時に対処する手段の一つです。

5. **生産的な治療時間が増える**：不安や心配事，他の薬物使用，夫婦問題，失業といった現在進行中の生活の問題にも建設的に取り組む時間をジスルフィラムは与えてくれます。ジスルフィラムを服用しているクライアントは飲酒パターンを客観的に見て，飲酒の前兆となるストレスの多い状況に対処することができるようになります。完全な

［▶監訳者注11］「スリップ」とはちょっと飲酒してしまうことをいう。

シラフ状態こそが人生の正しい決断をするのに最適な状態です。

6. **お酒以外の対処スキルに頼る機会が増える**：前述のとおり，ジスルフィラムの残留効果によって衝動的な飲酒を防ぐことができます。お酒を飲むことで不安や興奮を解消することに慣れているクライアントがいるとします。ジスルフィラムを服用していると，酒という対処スキルを使うことが不可能になります。クライアントはストレスへの別の対処法を考えるしかありません。

7. **自信がつく**：ジスルフィラムを服用していると好きなようにお酒を飲めないので，飲酒欲求はお酒に頼らなくても消滅していくということを体感することができます。この「勝利」はクライアントに自信を与えてくれます——個人的な問題をコントロールしたり減少させたりする力が自分にはあるのだという自信がつくのです。その結果，アルコールの重要性が低くなります。

8. **日常でのやっかいで苦しい決断が減る**：ジスルフィラムによって断酒を続けるかどうかという意思決定のプロセスが容易になります。なぜなら，決めなければいけないことは毎日一つだけ，「錠剤を飲むかどうか」だけだからです。飲むべきか飲まざるべきか，飲むならどれくらい飲むかといったことを毎日何度も繰り返し自問自答しているクライアントたちにはこの意味がよく分かるはずです。頭の中での戦いに疲れ果てて弱ってしまい，ただその葛藤を終わらせるために飲んでしまうことさえあるのですから！

9. **正の強化の機会が増える**：監督役と共にきちんと手順どおりジスルフィラムを服用することによって，自分は変わるのだという決意を毎日思い出すことができ，また，薬を手渡してくれる大切な関係者（CO）に褒めてもらう機会も作られます。

10. **初期の危険信号が分かりやすくなる**：ジスルフィラムを服用しているクライアントに飲酒の意思が生じた場合，監督役は「初期の危険信号システム」をはっきりと確認することができます。「初期の危険信号システム」（第10章：CRA再発防止）によって大切な関係者（CO）はクライアントの飲酒行動の前兆に敏感になる訓練を受けます。ジ

スルフィラム服用に対する拒否は最も分かりやすい飲酒兆候の一つです。こういった危険時における再発防止のための介入方法を学び，練習してもらいます。

●クライアントのかかりつけ医に関与してもらう

ジスルフィラム服用を開始する際には，まずクライアントに，ジスルフィラム服用時の飲酒の危険性を明確に理解しているという旨の同意書に署名してもらいます（別表 4.A 参照）。次に，ジスルフィラムに詳しい医師に連絡を取ってクライアントの検診をしてもらい，場合に応じてジスルフィラムの処方および医療的監視を行ってもらいます。医師に診断してもらうのは，肝疾患や心疾患，精神病歴，妊娠といった医学的禁忌についてです。

クライアントのケアのために医師にかかわってもらうためには，その医師がクライアントのかかりつけ医であっても，必ずクライアントによる譲渡証書への署名が必要になります。また，ジスルフィラムの効果や影響についてクライアントに説明済みである旨を書面にしてその医師に送っておくことをお勧めします（署名済みのジスルフィラム同意書を同封する CRA セラピストもいます）。その際，ジスルフィラムは全体的な治療プログラムのほんの一部であることも書面に明記しておきます（別表 4.B 参照）。しかし，いかにセラピストが情報提供と書面作成に努めたとしても，かかりつけ医が協力を拒否するという問題が起こる場合もあります。このような医師はアルコール治療やジスルフィラムに不慣れである場合が多いものです。そのような場合に備えて別の医師の手配準備をしておくことが望ましいです。

●ジスルフィラムに対する拒否

どれほど高名で熟練したセラピストであっても，ジスルフィラムをぜひ活用すべきなのに，断固として拒否するクライアントに出会うことがあります。以下の会話は，セラピストが試験的断酒の第二段階——期限付き断酒を計画する——を行っている場面です（第 3 章 p.51 参照）。このクライアントは明らかにジスルフィラムを使用すべきですが，薬なしでも断酒できると言って譲りません。ジスルフィラムの利点を聞いた後もその主張を変えません。こ

のセラピストは「与えられるものを受け入れる」というCRAの基本理念に忠実であったため，主権争いにならないよう慎みました。そして，1カ月後にジスルフィラムなしでの断酒が成功していない場合は薬の使用を受け入れると明記した同意書への署名を提案しました。

セラピスト：よかったです，マイクさん。その意気です。30日間の断酒に賛成してもらえてうれしいです。近々もう一度来てもらいたいので今日帰る前に予定を決めましょう。より断酒を容易にするための方法をいくつかお教えしたいんです。その前にまず，アルコールを我慢する上でこれからの1週間において最も障害になりそうなものが何か，少し考えておきましょうか。

クライアント：そうですね……今週はソフトボールの試合や会社の行楽がすでに予定に入っているので断酒を始めるのが難しいかも。それに暑さのせいでここのところ毎晩仕事の後飲みに行ってるんです。

セラピスト：飲酒の引き金について話したのを覚えていますか？

クライアント：はいはい。友達がいちばんの引き金なんですよね。でもいつも一緒にいるからねえ。職場も同じなんですよ。

セラピスト：では，飲まないためにどんなことをしようとお考えですか？ 最大の引き金から完全に距離を置くというのは現実問題として難しそうですね。

　　注）ここでセラピストは次の予約を近々に設定することに言及し，また，危険度の高いイベントや引き金について話しています。飲酒状況の範囲が広く回避不可能な引き金が多いため，飲酒に打ち勝つ行動を設定するのはこの場合非常に困難です。ジスルフィラム服用を提案するのが最適な状況です。

クライアント：だから飲みませんって！　止めると言ったら二言はありませんよ。俺は有言実行で有名なんですから。

セラピスト：今までに「もう止めた」と言ったのにそのとおりにならなかったことはありませんでしたか？

クライアント：何度も。
セラピスト：何度も。では今回は今までと何が違いますか？　今まで毎回失敗に終わったのに今回はなぜ断酒できると？
クライアント：まあ，止めるしかないでしょう。仕事が終わったらすぐに家に帰りますよ。友達にも医者に酒を控えろと言われたと話しますよ。断酒のテスト期間だって。
セラピスト：そうご友人たちに話せば理解してもらえると思いますか？　医師の意見を聞き入れてもらえるでしょうか？
クライアント：友達だから分かってくれるんじゃないかな。

　　注）過去のやり方と同じ方法で飲酒をコントロールしようとしても成功率は低いということをセラピストは強調しています。

セラピスト：そうだといいんですが。でもそうならない可能性もありますね？　もし私が，お酒を飲まずにいるのに役立つ道具があると言ったらどう思いますか？
クライアント：いいんじゃないですか。
セラピスト：アンタビュースという小さな白い錠剤なんですが……。
クライアント：それ，あれでしょう，気分が悪くなって吐いたりするやつ。
セラピスト：その錠剤を服用した上で飲酒すると気分が悪くなりますね。
クライアント：はいはい。同僚でその薬を飲んでた奴がいてすごく気持ち悪そうでしたよ。そんなのは絶対お断りだ。
セラピスト：つまりその人はお酒を飲んだということですよ。私はどうしても……。
クライアント：嫌です。絶対にお断りします。
セラピスト：でもマイクさん，あなたならジスルフィラムを飲んだ上で飲酒するようなことはないと思いますよ。アンタビュースを服用するということは，衝動的な飲酒欲求に絶対に負けないようになるということです。奥さんだって，毎日毎日あなたが飲むかどうか心配しなくてすむので安心するでしょう。それだけでも奥さんとの関係性が改善するはずです。

それに昔の上司も，あなたが薬という後ろ盾まで使って頑張っていると知ったらフルタイムで再雇用してくれるかもしれませんよ。そういったことは実際に起こるんです。そのうえ，セラピーの時間を他の問題への対処に使うことができます。

> 注）セラピストはクライアントに断酒の動機（モチベーター）を思い出させようとし，ジスルフィラム使用の利点について話し，それが治療のほんの一端であることを説明しています。

クライアント：いやいや。自力でやります。先生の言いたいことは分かりますけど，そんな道具がなくても今回はできる気がするんです。

セラピスト：じゃあ，ご自分の力だけで，30日間，まったくお酒を飲まずにいられそうだということですね。

クライアント：そういうこと。

セラピスト：分かりました。ジスルフィラムを飲んでいただくのは良い方法だと思うんですが。でもあなたの決断に従いましょう，1カ月は。

クライアント：じゃあ自分の力でやってみていいんですね，30日？

セラピスト：そのとおりです。もちろん数日後にはお会いしますので，その時どんな具合か教えてください。

クライアント：もし飲んでしまったらどうなります？

セラピスト：そうしたら，ジスルフィラムを30日間試してみましょう。30日間だけ。もしやっぱり好きじゃないと思ったり問題が出てきたりしたらやめても構いません。でも今まで飲んできた日数に比べたら，30日なんてほんのちょっとでしょう。人生に対する短期投資だと思って。

クライアント：分かりました。まずは自分のやり方でやらせてくださいね。やっぱり自分で止められそうな気がする。

セラピスト：では，契約書を作りませんか？　後で誤解がないようはっきりさせておきたいんです。構いませんか？

クライアント：30日間俺が酒を飲まないってことと，もし酒を飲んだら薬を飲むってことを？

セラピスト：基本的にはそういうことです。でもマイクさん，ジスルフィラムの服用を「選ぶ」のはあなた自身です。強要することは決してありません。
クライアント：分かりました。それならいいですよ。

注）このクライアントは断固としてジスルフィラムの服用開始を拒否しているため，セラピストは一定期間自分の力で断酒に挑戦してもらうことにしました。しかし，断酒を達成することが不可能となればジスルフィラム服用を開始することに同意する書類に署名してもらいました。しかし，ジスルフィラムを使用しないことになっても，やはり断酒達成のための計画を立てる手助けは必要です。

セラピスト：ではマイクさん。次の予約の日まで断酒を続ける簡単なプランを立てておきませんか。次回のセッションでは，いつでも使える問題解決のテクニックに取り組むことにします。では，成功率を上げるためにこの先1週間で何か行動を変えるとしたら何ができるでしょうか？　先ほど話し合った飲酒リスクの高い時や引き金を思い出してみましょう。それに，バックアップ・プランも忘れずに立てなくては！

　これでセラピストにとってのウィン・ウィン（Win-Win）の状況ができあがりました。クライアントが断酒に成功すればそこから対処すれば良いし，クライアントが飲酒を続けてしまうようなら「助け」なしで断酒することがいかに難しいかを証明することになります。そうなった時に，断酒というゴールとジスルフィラムというオプションを再認識させるために契約を使います。

●大切な関係者（CO）のサポート
　クライアントはジスルフィラム服用に拒否的でしたが，大切な関係者（CO）にできるだけ治療の初期段階で関与してもらうことはやはり大切です（第9章：CRA夫婦セラピー参照）。以下は，夫の断酒を成功させるための妻の役割の重要性についてセラピストがマイク氏の妻に話をしている場面です。マ

イク氏のケースではジスルフィラムが非常に有効であるとセラピストは考えているため，それが主な話題です。ジスルフィラムの全体的な作用と多くの利点を紹介しています。またその中で，マイクの妻がジスルフィラムの監督役として適任であるかどうかを査定しています。夫婦関係に対する妻の意欲と，協力する気持ちを確認しているのです。どうやら適任でありそうなので，ジスルフィラムの渡し方を簡単に説明します。また，妻からはマイクにその話題を持ち出さずセラピストに任せてくれるよう依頼しています。

セラピスト：マルタさん，今日はご主人の飲酒についてお話ししたいのですが。マイクさんがご自分の問題に対処できるよう私とあなたにもできることがあるのではないかと思うんです。それについて話しを続けても？
妻：はい。
セラピスト：マイクさんには深刻なアルコール問題があり，そのせいであなたはたくさんの苦しみを味わってこられましたね。
妻：ええ，私に言わせればマイクはずっとアルコール依存症だったんです。彼の父もアルコール依存で亡くなりました。父親としては最高の人で子どもたちにも優しいんですが，お酒を飲むととても気分屋になるんです。それで喧嘩になります。お酒を止めないなら別れるつもりです。もうこれ以上耐えられません。
セラピスト：大変なことがたくさんあったでしょうね。私たちにできることがいくつかあると思います。まず，ご主人にセラピーに積極的になってもらうこと。その一環として，断酒の助けとなる特別な道具を使うことができるんです。マルタさん，ご存知かもしれませんが，短期間断酒をできても結局また飲み始めてしまう人は多いんです。そうすると罪悪感のせいで断酒前よりイライラしてしまうこともあります。こうなると最悪です。マイクさんがそうなったことがこれまでにありましたか？
妻：ええ何度も。彼が真剣だということは分かるんです。本当に止めたいと思っているんでしょう。でも無理なんです。
セラピスト：彼には無理なようなのですね。でもできれば助けたいと思っていらっしゃる？　あなたご自身の問題ではないことは分かっています。

でもマイクさんと一緒に居て彼が父親として子どもを養っている限り，あなたの生活の幸福度に影響が出ますよね。一度本気で取り組んでみようという意欲はありますか？
妻：できることは何でもしたいと思っています。

　　注）セラピーの過程において妻が重要な役割を持つと考えたセラピストは，彼女との協力関係を築こうとしています。また，ジスルフィラムの監督役として適任かどうかの査定も行っています。この妻は夫との結婚生活を諦めておらず，夫の断酒を手助けすることに意欲的です。

セラピスト：ジスルフィラムという薬があります。ジスルフィラムまたはアンタビュースという名前を聞いたことがありますか？
妻：いいえ。
セラピスト：ジスルフィラムはアスピリンくらいの小さな白い錠剤です。ご主人に毎日この錠剤を服用してもらうと，お酒を飲むととても気持ちが悪くなるので飲酒ができなくなるんです。ジスルフィラムの目的はご主人を抑制し，ほんの少量の飲酒でも怖いと思わせることです。ビール一杯，いえ，コップ半分でもとても気分が悪くなります。ジスルフィラムはご主人に断酒のチャンスを与えてくれ，また，セラピーにもしっかり通ってもらうことになるため，ご主人がこんな状況に陥ることになった原因や問題にも取り組む時間ができます。また，信頼関係を築くことができ，お二人の夫婦関係にも直接的に役立ちます。ご主人は何度も断酒するとあなたに言ったようですが，長期間成功したことはなかった。そうですね？
妻：何百回も聞きました。でももう信用できません。お酒を止めると言ったって本当にできたことは一度もないんですから。

　　注）ここでセラピストはジスルフィラム治療の利点をいくつか紹介しています（pp.70〜73参照）。
セラピスト：ご主人を助けたいですか？　ご主人にできる限りの断酒の可能性を与えてあげたいと思いますか？

妻：さっきも言ったように，できることはなんでもするつもりです。お酒を飲んでいないあの人のことは好きですから。

セラピスト：実はご主人に30日間断酒をしてくれるようお願いしたんです。30日間は自分の力でやってみるとおっしゃいました。もし上手くいかなかったら，ここに来てジスルフィラムという薬を試してくれるとも言われました。

妻：断酒できると思いますか？

セラピスト：分かりませんが，まずは彼のやり方でやってもらおうと思います。ですが，彼のやり方が上手くいかなかった場合はジスルフィラムを服用するという契約書に署名してもらいました。私たちがよく取る方法です。私はマイクさんが好きですし手助けしたいと思っていますが，喧嘩をしてしまっては元も子もなくなります。彼が失敗してお酒を飲んでしまった場合，あなたにはジスルフィラム監督役というものになってもらいたいんです。マイクさんの飲酒の責任をあなたに課すという意味ではありません。ジスルフィラムが必要になった場合，その服用をサポートしてほしいんです。毎日手渡してもらいたいんですが，そのやり方についてお話ししても構いませんか。

注）セラピストは，監督役というのはサポート役として非常に重要な役割だということを話しています。同時に，夫が再び飲酒したとしてもそれは彼女の責任ではないので罪悪感を持つ必要がないことも説明しました。

妻：じゃあマイクがその薬を飲むことに同意したら，毎日私から渡すようにするんですか。それを服用してお酒を飲むと気分が悪くなるので飲酒をしなくなると？

セラピスト：そのとおりです。ジスルフィラムの渡し方には具体的なやり方があり，また，その際にはポジティブな言葉をかけるようにしてもらいます。そしてマイクさんにも思いやりを持って答えてもらうようお話しします。今は詳細についてはご心配なさらないでください。もしその時が来たら必要な手順をすべてご説明します。

妻：すごく良いお話ですね。服用してくれればいいんですが。

セラピスト：そうですね。ですが，今はそっとしておいたほうが良いと思います。それとマルタさん，ジスルフィラムについて話を持ち出す必要が生じたら，私に任せてくださいね。彼を怒らせることになった場合，怒りの矛先は私にだけ向けてほしいのです。厄介な状況にあなたを置きたくはないんです。今日のところはジスルフィラムの利点についての文書を差し上げます。家に持って帰って読んでみてください。その時がもし来たら，練習のためにお二人揃ってお越しいただきます。

　このケースでは妻が協力的であり夫と別れたくないと思っていたため，彼女が監督役として適任であると容易に判断することができました。そこでセラピストはジスルフィラムの利点をいくつか挙げ，監督役の役割を簡単に紹介しました。その際セラピストは，クライアントの回復に関する責任を配偶者に課しすぎないよう注意しなくてはなりません。このセラピストは建設的な治療へのかかわり方を簡単に教えています。そして最後に，夫に対してジスルフィラムを勧めることをしないよう警告しました。危険な状況に妻を置いてしまわないよう，クライアントと直接やり取りしたいとこのセラピストは考えたのです。

　上記の例はクライアントの配偶者だけが参加した個別セラピーです。同じようなセッションにクライアント本人も参加させる場合もあります。このセラピストが配偶者だけに会った唯一の理由は，当初は拒否したクライアントが最終的にはジスルフィラムを服用することになるだろうことを強く信じていたからです。その状況を踏まえ，監督役としての配偶者のサポートを早急に得ておきたいと考えたのです。しかし，この時点でクライアントの前でこれ以上ジスルフィラムの話を持ち出すと，自分の力で断酒を達成したいというクライアントの意思をセラピストが支援していないと取られてしまいます。そうなるとセラピーの効果が損なわれてしまいます。

●クライアントが署名したジスルフィラム同意書を使用する

　以下はセラピストとマイク氏とマルタさんの会話です。マイク氏は5日目にして飲酒してしまいました。5日目にマイクから電話を受け，すぐに夫婦揃っての予約を入れました。このセッションの冒頭で取り扱ったポイントに留意してください。

　　1. 再び飲酒を始めたクライアントがすぐに電話をかけてきたことを強化する。
　　2. 前回のセッションで取り扱ったジスルフィラム同意書について話す。
　　3. 今の行動を変える動機を再確認する。
　　4. ジスルフィラム服用の利点をいくつか再確認する。

セラピスト：マイクさん，お酒を飲み始めてすぐに電話をくれてよかったです。真剣にやる気があるという証拠ですから本当に嬉しく思っています。心からご自身の生活をコントロールしたいと思われているんですね。
クライアント：思ったように上手くいきませんでした。
セラピスト：分かりました。でもあなたはマルタさんと一緒にここに来られた。過去についてくよくよするのは止めましょう。そして，一緒に，今度こそ成功するためにどうすればよいか考えましょう。飲酒を再開してしまったらジスルフィラムを服用するという同意書を前回作ったのを覚えていますか？

　　注）再び飲酒を始めてしまってすぐに電話をしてきたことをセラピストは強化しています。そして，より良い方法を一緒に考えましょうと言うことによって前向きな話題に進めました。また，ジスルフィラム同意書についても再度持ち出しました。

クライアント：ジスルフィラム。気持ち悪くなる薬でしょう。
セラピスト：飲酒をしたらね。そうなります。数日前にお越しいただいた際

にマルタさんにもジスルフィラムについて説明させてもらいました。
クライアント：ああ，そうですか。
セラピスト：マイクさん，ご自分の力だけで約 5 日間断酒できたんでしょう。スタートとしては悪くないと思いますが，あなたならもっとできると思いますよ。
クライアント：思うように上手くはいきませんでしたが。
セラピスト：このまま飲酒を続けるとどうなると思いますか？ 仕事に影響は？ それにマルタさんも，これから一生あなたのことで悩み続けるのですか？

> 注）セラピストは，クライアントが行動を変えるための動機を持ち出しています。

クライアント：いや，妻はもう限界だと思います。どうやらジスルフィラムを試してみる以外に選択肢はないようです。実はもう医者のところに行ってきたんです。処方箋をもらってきました。
セラピスト：その決断は正しいと思いますよ。今からここの薬局に薬をもらいに行ってもらって，帰る前に 1 回目の分を服用してください。まずは 30 日間から始められてはどうでしょう。そしてその期間を建設的に使えるようにしましょう。前にもお話ししましたが，1 カ月の断酒期間があればあなたとマルタさんとの間の問題にも取り組む時間ができるでしょう。上司に今の決意を知らせてもよいと思いますよ。

　クライアントにはジスルフィラムを服用する意思があり，また，医療的観点から服用が可能だということが分かりました。セラピストはジスルフィラム服用の利点についても再度触れることで前向きな視点を提供しています。夫婦はこの後薬局に行き，セッションに戻ってきます。

●監督システム

　クライアントがジスルフィラムの服用に同意したら，処方どおり服用できるよういくつかの手順を踏まなくてはなりません。前述のように，ジスルフィラム治療の基幹となるのは監督役を持つことです（Azrin et al., 1982）。監督役は，クライアントのために時間と労力を費やしてくれる関係者ならだれでも構いません。通常は，配偶者であったり，同僚であったり，親しい友人であったり，上司であったりします。しかし時としてそれが警察や保護観察官になる場合もあります。監督システムは懲罰システムではなく支援のためのものであるということを，クライアントも監督役も理解せねばなりません。監督役が単に番犬のようになってしまっては効果がなくなります。

　これを理解した上で，ジスルフィラム投与に関する最初のセッションで以下に挙げる手順を説明します。事前に医師によって医療的観点からクライアントがジスルフィラムを服用しても問題なしと判断されていることが前提です。

1. 夫婦がセッションにジスルフィラムを持ってきていない場合は処方箋をもらいに行ってもらう。
2. 服用中は監督役がとりわけ支援的でなくてはならないと強調する。
3. 手順に厳密に従うことが非常に重要であることを夫婦に伝える。
   (a) 錠剤が間違いなくジスルフィラムであることを確認する。250mgのジスルフィラム錠剤を透明なグラスに入れる（1回の分量はそれぞれ異なるため注意。しかし最初の1週間は1日500mgが一般的）。
   (b) 少量の水をグラスの半分くらいまで注ぐ（底から約2インチ程度）。
   (c) 1分ほどで錠剤が溶けるのを待つ。溶け残りがあればスプーン等で潰す。
   (d) ジスルフィラムがすべて解けるまでゆっくりと混ぜる。[監訳者注12]
   (e) グラスをクライアントに手渡し，中身を飲み干すのを確認する。グ

[▶監訳者注12] 本邦では粉末なのでこの手順は不要である。

ラスの中に錠剤の残りがくっ付いているような場合はさらに水を入れてグラスを揺らすなどしてジスルフィラムをすべて溶かす。
　(f) ジスルフィラムを飲んだこと，また，飲酒を止める決断をして以来の頑張りすべてに対してクライアントを賞賛する。
4. この手順においてお互いが言う支援的なコメントの例のモデルをセラピストが見せる。
5. 服用手順を夫婦でロールプレイしてもらい，強化とフィードバックを提供する。
6. プロセスについての感想を夫婦に尋ねる。
7. 監督役に，手順に従って1回目のジスルフィラムを準備してもらうよう指示する。
8. さらなるフィードバックと強化を提供する。
9. 毎日いつジスルフィラムを服用するのか具体的な時間を選ぶ。夫婦が通常一緒におり，両者にとって都合の良い時間帯を選ぶ（例：朝食時や就寝時）。
10. 手順の確認をするためにその後のセッションにも錠剤を持ってくるよう依頼する。

セラピスト：ジスルフィラムをもらえましたか？　問題はなかったですか？
妻：何も問題はありませんでした。
セラピスト：お二人の熱意を嬉しく思います。薬を見せていただけますか？ マルタさんにジスルフィラムがどんなものか見ていただきたいんです。錠剤にはアンタビュースと書かれています。これが，毎日ご主人に渡していただく薬です。

　注）ここでセラピストは監督役に錠剤を見せて実際にジスルフィラムであることを確認する訓練をしています。薬の名前がアンタビュースのように錠剤自体に刻まれていると確認が容易です。クライアントがジスルフィラムの錠剤を捨ててしまい，ビタミン剤や他のものと入れ替えてしまうようなことがあるからです。

セラピスト：まずは手順を確認し，それから実際に一度服用してもらいましょう。途中で質問があれば尋ねてください。手順はすべてポジティブで支援的な形で行いましょう。見張りや番犬のようになってはいけません。お互いのことを大切に思っているからこその行動です。そうすると効果が非常に高くなると証明されています。ジスルフィラムの服用方法はとても細かいのですが絶対に上手くいきます！

> 注）説明にきちんと従うことで最も高い効果が得られるということを夫婦ともに理解することが大切です。

セラピスト：マイクさん，マルタさんにジスルフィラムの監督役になってもらうということで納得していますか？　大丈夫ですね？
クライアント：はい。飲むのを見張ってもらいます。
セラピスト：奥さんはあなたの服用を「サポート」するんです。その違いは分かりますか？
クライアント：なんだか二人とも俺が服用するのを信じていないみたいだ。
セラピスト：奥さんにかかわってもらうことでサポートを得ると同時に夫婦関係も改善されるんです。
妻：でも実際に夫が服用すると信用はできません。
セラピスト：まあこれまでの経験からそれは理解できます。ですが今はその思いを一旦置いておいてもらえますか？　それについては後ほどお話ししましょう。マルタさん，ジスルフィラムを渡す過程ではあなたの強力なサポートが必要で，マイクさんはご自身にとって非常に難しい新しいことに挑戦しているということを理解してあげてください。マイクさんは錠剤を服用するとお酒を飲むことができません。アルコールを飲むととても気持ちが悪くなります。つまりマイクさんの決意はそれほど固いんです。ですから今はあなたにもご主人を前向きにサポートし，ネガティブな話をしないという固い決意をしていただきたい。ご主人の飲酒によって生じたネガティブな事柄についてはまた別の機会に話しましょう。ご理解いただけますか？
妻：分かりました。

注）妻の不信感については後のセラピーで取り扱うことにします。ジスルフィラムの服用手順はポジティブで支援的な形で行うことが非常に重要です。

セラピスト：奥さんのサポートに感謝します。やりにくいかもしれませんが，長期的にみると必ず効果がもたらされます。ではまずマイクさんからジスルフィラムをもらってしっかり見てみてください。結構です。では1錠グラスに入れて底から2インチほど水を入れてください。1分ほどそのままにして溶けるのを待ちます。溶け残りがあればスプーンを使って砕いてください。すべて溶けるまでゆっくりと混ぜてください。次にマイクさんとの会話を練習しましょう。会話をする際は私ではなくマイクさんの方を見てください。マイクさんの方を向いてあなたの気持ちを伝えてください。たとえばこんなふうに。「マイク，ジスルフィラムを飲んでくれてありがとう。あなたのことが大切だから，お酒を止めようと努力してくれて嬉しいわ」といったふうに。できますか，マルタさん？ ではご主人の方を向いてやってみてください。

妻：先生の言葉どおりには言えません。[夫を見て]ええと……マイク，あのね，断酒したいと思ってくれて本当に嬉しいわ。このジスルフィラムという薬を飲んでくれて，私たちの関係を改善しようとしてくれてありがとう。

セラピスト：素晴らしい。まず，ご主人のことをきちんと見ていましたね。とてもポジティブにご自身の気持ちを伝えられました。すごく上手くできていましたよ。ではマイクさん，奥さんからジスルフィラムを受け取っていると想定してください。あなたはそれを飲みました。そしてマルタさんに準備をしてくれたお礼を言う練習をしましょう。「マルタ，このプログラムをサポートしてくれて，手助けをしてくれてありがとう。その気持ちがとても嬉しい。君のことを僕も大切に思っているよ」といったふうに。マイクさん，できますか？ 奥さんの方をまっすぐ見て言ってみてください。

クライアント［妻に向かって］：マルタ，ええと，もう一度チャンスをくれてありがとう。今度こそ断酒するよ。［セラピストに向かって］他には何と言えば？

セラピスト：今のはとても良かった。他に付け加えたいことがありますか？

クライアント：アンタビューヌを準備してくれてありがとう。
セラピスト：素晴らしい。完璧です。今のもとても良かったですし，私がいない場であればきっともっとやりやすいでしょう。ご自身のお気持ちやなぜそう思うのかを伝えられ，そしてジスルフィラムを準備してくれたことにお礼も言いましたね。

> 注）適切な行動のモデルを見せること，そして挑戦した夫婦にフィードバックを提供することが大切です。機会があれば必ず正の強化を与えて，必要なら修正をしましょう。

セラピスト：マルタさん，マイクさんを見て気持ちを伝えてみてどうでしたか？
妻：良い気分です。腹が立つかと思っていました。でもそうではなかったし，今回は上手くいきそうな気がします。まだ100％信用はできていませんけど。
セラピスト：まだ初日の，初めての挑戦ですからね。マイクさん，あなたはどう感じましたか？
クライアント：僕も良い気分でした。なんだか二人で頑張っているんだという気がしました。妻はもう一度チャンスをくれました。今は完全に信用してもらえていませんが，ジスルフィラムを渡してもらうことできっと改善されると思います。
セラピスト：よかった。そう思ってくれればと願っていました。そのうちに，ジスルフィラムを服用する際には毎日なぜそれを飲んでいるのか，どう思っているのかについて少し会話をするようにしてみてください。大切なのは，1日の中で必ず服用できる時間を見つけることです。また，決まった場所で飲むようにしてください。毎日のポジティブな習慣になるように。
妻：分かりました。時間を決めます。
セラピスト：そうしてください。よかった。マイクさんはどう思われますか？
クライアント：夜か昼かは関係ありますか？
セラピスト：どちらでも構いませんが，忘れることがないよう規則的に服用するほうが良いです。
クライアント：マルタ，どう思う？　夜寝る前に飲もうか？

妻：そうね，それがいいわ。

　注）セラピストは，服用プロセスの中で感じたことを夫婦に尋ね，また，毎日の習慣に最適な時間帯を選んでもらいました。

セラピスト：結構です。リハーサルも終わりましたし，次に進めましょうか。ジスルフィラムは今，目の前にあります。私はここにいないものと思ってください。椅子を動かしてお互いに向き合い，家でするように実際にやってみてください。
クライアント：今晩のために取っておいたほうがよくないですか？
セラピスト：いいえ，今飲んでください。さあ，やってみましょう。手順の確認のために，今後も毎回セッションに持ってきてもらえますか。

　前述のとおり，決意が固まったのならジスルフィラム服用の開始を遅らせる理由はありません。医療的に問題がなければセッション終了前に最初の1回分を服用してもらうのが賢明です。また，後のセッションにもジスルフィラムを持ってきてもらってその場で服用してもらうことも大切です。クライアントが持っているのが間違いなくその薬であること，また，服用の意思に変わりがないことを確認するためです。監督の手順を観察してフィードバックや強化を提供することもできます。

　本章ではCRAプログラムのジスルフィラムの要素に関する詳しい説明を行いました。このプロセスはオプションではありますが，特定のケースでは導入を強く推奨します。ジスルフィラム服用の多くの利点は，実際に手順どおり服用を行うことで最も実感することができます。しかしジスルフィラムはCRA全体におけるほんの一部でしかありません。また，通常は治療の最初の3カ月しか使用しません。残りの章で他にも数多くある重要な手段を紹介していきますので，包括的なCRAプログラムに取り入れてください。

別表 4.A. ジスルフィラム同意書

　私（下記署名者）は，アルコール飲料の摂取において自身を抑止するための手段としてジスルフィラム（アンタビュース）セラピーを受けることに同意します。飲料，咳止め薬，滋養強壮剤，またはその他のアルコールを含む薬物等いかなる形のアルコールでも摂取した場合の危険性を認識しています。パラアルデヒド，メトロニダゾール（フラジール），フェニトイン（ダイランチン）等の薬品による問題が生じる場合があることも認識しています。したがって，医師に薬を処方してもらう際は有害反応を起こす可能性のある薬物を避けてもらうため必ずアンタビュースを服用中であることを伝えます。

　ジスルフィラム（アンタビュース）服用後に飲酒した場合生じる反応は不快感や嘔吐感を伴うものであることを理解しています。顔の紅潮，発汗，拍動性の頭痛や首の痛み，動悸，呼吸困難，吐き気，嘔吐，めまい，視界のぼやけ，また通常は血圧の大幅な低下が症状に含まれます。ジスルフィラム（アンタビュース）服用中に飲酒した場合，確率は低いものの，まれに死に至る場合もあります。

　これらの理由から，誤ってアルコールを摂取してしまう危険性がないよう，この薬を服用中であることを家族に伝えます。異常な気分や症状が続く場合は薬の影響によるものかどうかを診断してもらうため医師に連絡します。

　ジスルフィラム（アンタビュース）服用中に少量でもアルコールを摂取しようとすることは，過度な飲酒のコントロールにはつながらず，危険が高いことを理解しています。身体的影響の危険のみならず，長期的にかなりの気分の落ち込みを引き起こす可能性もあります。

　ジスルフィラム（アンタビュース）服用を止めてから数日間（最高 14 日間）はアルコール飲料摂取への反応が残る可能性があることを理解しています。ジスルフィラム（アンタビュース）の服用を再開したい場合は，アルコールが体の組織から完全に消えるまで待つ必要があります（通常は最後の飲酒から 24 時間）。

患者氏名：

患者署名：

日付：

立会人署名：

日付：

別表 4.B.　医師への手紙（例）

（カウンセラー氏名）
Community Alcohol Program
123 High Street
Albuquerque, New Mexico 87111

（医師氏名）：　　　　　　　　　　　　様

　本書は，（クライアント氏名）が飲酒欲求コントロールの補助としてジスルフィラムを服用することに同意したことをご連絡するものです。ジスルフィラム服用が可能かどうかを医療的観点から診断していただきたくご紹介させていただきました。本人は任意のジスルフィラム同意書に署名済みであり，また，ジスルフィラム―エタノール反応の影響についても詳しい説明をすでに受けています。ジスルフィラムは定期的な治療プログラムの一環として補助的に使用する予定です。服用の監督は本人の＿＿＿＿＿＿＿が行います。

（クライアント氏名）の治療プログラムについてご質問等あればいつでもご連絡ください。また，情報提供同意書と併せて任意のジスルフィラム同意書の複写を同封いたします。

どうぞよろしくお願い申し上げます。

　　　　　　　　　　　　　　　　　　　　　　　　　　　（カウンセラー氏名）

　　　　　　　　　　　　　　　　　　　　　　　　　　（カウンセラー肩書き）

第 5 章

CRA 治療計画

　アセスメント・ツールを使って得たクライアントの情報を確認し，機能分析（FA）の表を完成させ，試験的断酒を行い，場合に応じてジスルフィラムという選択肢を提案した後，治療計画の作成を行います。それらの準備をしておくことにより，クライアントが自身の目標や強化子を使って治療計画を立てられるよう導くことが可能になります。CRA には，幸福感尺度（Happiness Scale）やカウンセリングの目標（Goals of Counseling）等を含む総合的な治療計画を構築するための手順や用紙があります。本章では総合的な計画の各要素とそれらの使い方を紹介していきます。

幸福感尺度（Happiness Scale）

●詳細と目標

　幸福感尺度（Happiness Scale）（別表 5.A）の作成は治療計画構築の最初のステップです。幸福感尺度は全 10 項目で構成されています。飲酒／断酒，仕事または教育の向上，金銭管理，社会生活，個人的習慣，夫婦／家族関係，法的問題，感情面，コミュニケーション，全体的幸福度。それぞれの分野で現在どれほどの幸福感もしくは満足感があるかを 1（最高に不幸）から 10（最高に幸福）の段階で評価してもらいます。

　幸福感尺度には重要な役割がいくつかあります。(1)クライアントの生活において最も早急に対処が必要な分野のカウンセリング前のベースラインになる，(2)変化が必要な分野を具体的に指摘することでクライアントの動機づけになる，(3)セラピーの進展具合を評価する，(4)問題のない分野を特定することができる。

●幸福感尺度をクライアントに説明する

　以下の会話においてセラピストはまずクライアントに幸福感尺度（Happiness Scale）とその理論的根拠を説明します。次に使用方法を紹介します。その後セラピストはいくつかの項目をクライアントと一緒に行うことにより本人が十分理解しているかどうかを確認します。必要に応じて，クライアントの飲酒と他の生活分野における不幸に関連性があることを指摘します。

セラピスト：チャールズさん，あなたにとって最適な治療計画を作るために，まずいくつかの表を作成していきます。一つ目は幸福感尺度と呼ばれるものです。飲酒以外の生活分野でのあなたの満足度を測る尺度です。これによって対処の必要な分野が分かります。この表は毎回セッションの初めに記入していただいて，各分野における進展を観察するために使います。よろしいでしょうか？
クライアント：はい……でも何をすれば？
セラピスト：では今からやり方を説明します。まずは表をご覧ください。

　　注）幸福感尺度の理論的根拠を説明しました。別表5.Aを参照してください。

セラピスト：この表には10項目ありますね？　たとえば2項目めは仕事について，4項目めは社会生活について，といったふうに，最初の9項目は生活上の分野になっています。最後の10項目めは一般的幸福感となっています。10番目はあなたの生活の全体的な満足度を示すものなので，まず最初の9項目をすべて考えていただいてから最後にやります。では，「今現在の」各分野における幸福度を評価していきましょう。
　　これは10段階の尺度です。1は「最高に不幸」，つまりこれ以上ないほど不幸せだということです。反対側の10は「最高に幸福」を示します。つまり，10をつけた分野は何の変化も改善の必要もなしということです。今のままで完全に満足しているということです。それぞれの分野における幸福度を示す両極端の数字が1と10です。1に近いほど幸福度

が低く，10に近いほど幸福度が高くなります。最初の項目を一緒にやってみましょうか。「飲酒／断酒」の項目です。1から10の尺度で現在のあなたの満足度もしくは幸福度はどれくらいだと思いますか？

クライアント：まあ2ってとこでしょうか。

セラピスト：結構です。評価の方法がお分かりいただけているかどうか確認したいので，なぜ2にされたかを教えてもらえますか？

クライアント：その分野についてはどうしたら良いのかもう自分でも分からないんです。酒は好きですが，酒気帯び運転で捕まってからはビールを飲むたび不安になります。飲むことが楽しくなくなってしまって。でも酒を飲まないと友達にはからかわれるし。だけど，本当の友達ならそんなことしないだろうなんて考えてしまうし！

セラピスト：つまり，飲酒についてはどうすれば良いか分からず迷っているんですね。

クライアント：迷っているのかどうかも分からないんです！ 酒を止めたほうが良いっていうのはそうなんでしょう。酒のせいで最近悪いことがたくさん起こっているから。だから2にしました。どうにかしなくちゃと思って。

セラピスト：2というとその分野ではありえないほど不幸だということです。それで間違いありませんか？

クライアント：そうですね。

セラピスト：チャールズさん，この後それぞれの分野に対する目標を設定し，どうやって達成するかを考えていきます。ですが今はまず幸福感尺度の項目すべての評価を終わらせましょう。仕事の状況については今の満足度はいかがですか？

クライアント：あんまり。3くらいかな。

セラピスト：なぜ3にされましたか？ この数字も，かなりこの分野では不幸だということですが。

注）クライアントの不満が失業のせいなのか，職場での役割が嫌いなのか，給料に満足していないからなのかはこの時点では不明です。自己評価が適切か

どうかを判断するために，不満の理由を簡単に尋ねるようにしましょう。後に行うカウンセリングの目標（Goals of Counseling）でこの過程が重要になってきます。

クライアント：仕事内容には満足しているんですが給料が。昇給も延期されたままなんですが，上司に言いづらくて。どうも酒のことで疑われているらしいんです。病欠が多いのを不審がられているのかもしれません。
セラピスト：あなたの評価から仕事状況についてかなり不満だということが分かります。間違いありませんか？
クライアント：そう言わざるを得ません。
セラピスト：幸福感尺度の最初の2項目は関連しているようですね。評価に関連性があります。ということは，飲酒状況が改善されれば仕事状況も改善されるのではないでしょうか。

注）機会があるたびに飲酒問題と他の分野における不満の関連性を指摘しましょう。

セラピスト：では残りの8項目を評価してください。後で確認させていただきますのでお話を聞かせてください。

注）幸福感尺度の例については別表5.B参照。

　初めて幸福感尺度に記入してもらった後は，全体を簡単に確認してください。やり方を理解していない場合があり，すべてに1をつけてしまうクライアントもいます。生活のすべての面で完全に不幸だということはそうないはずです。万一そのようなことになった場合，対処すべき問題に優先順位をつけるために問題解決（第6章）を使ってください。また，すべてに10をつけるクライアントもいます。そのような場合，拒絶での現れであると仮定して検証してください。

●幸福感尺度は治療全体を通して使う

　前述のとおり，幸福感尺度から得た情報は治療計画を立てる際に非常に役立ちます。次の項で説明するカウンセリングの目標とのつながりを見るとそれがお分かりいただけるでしょう。各分野における目標の設定ができたら，毎回のセッションの冒頭で新しい幸福感尺度に記入してもらうようにすると，達成具合を確認することができます。各分野における評価が下がろうとも上がろうとも，その原因となった変化を毎週調査することが重要です。そして，変化の原因となった行動を強化または阻止します。

　達成具合を見守るために幸福感尺度を使用する際，新たな問題が生じる場合があります。セラピーが進む中でクライアントの評価が変わらないもしくは下がる一方ということがあります。もちろんその分野で本当に進展がないのかもしれませんが，理由は他にもいくつか考えられます。(1)クライアントの期待度が変わったため，無意識のうちにハードルが上がってしまっている。その結果，全体的な査定状況が変わってしまった。(2)クライアントの行動が変わったことに対して大切な関係者（CO）が非受容的または不愉快な反応をしてしまっており，一時的に関係性が悪化している。この潜在的な問題についてはセラピーの早期にクライアントと話し合い，こういった反応が生じる場合があることを理解しておいてもらいましょう。

カウンセリングの目標（Goals of Counseling）

●詳細と目標

　治療計画構築の第二ステップはクライアントと共同で行うカウンセリングの目標用紙（別表 5.C）の作成です。幸福感尺度の 10 の分野と同じ 10 項目がカウンセリングの目標用紙にも記載されています。カウンセリングの目標には，重要な問題のある分野それぞれに具体的な目標を設定し，適切でない行動をクライアントがどう変えていくつもりかを記入します。

　カウンセリングの目標用紙を使う利点の一つは，対処が必要な分野は問題飲酒だけではないということを強調できるということです。セラピーが進む

中で飲酒問題が排除された後で他の問題が浮上してくることによってこれが明らかになる場合もあります。しかしクライアントの多くはこういった問題をすでに認識しており，大量飲酒によって問題に対処しようとしている場合が多いものです。

●カウンセリングの目標用紙作成の基本ルール

　この用紙の作成ガイドラインはCRAのポジティブ・アプローチに準拠しています。目標設定や障害特定を行う際，クライアントには3つの基本ルールに従ってもらいます。

1. 複雑さを最小限にとどめるため文言は簡潔に。
2. 目標や達成方法はポジティブな言葉で表現する。何を「したくない」「しない」というのではなく，何を「したい」「する」という言葉を使うよう指導する。
3. 達成具合が観測しやすいよう，具体的かつ測定可能な行動を設定する。

　用紙に記入する際は，行動を形成するために行動リハーサルやモデルを見せると良いでしょう。また，最も難易度の高い分野から始めるのではなく，幸福感尺度においてクライアントが多少なりとも幸福であると査定した分野から始めることをお勧めします。まずは扱いやすい問題に対する目標や介入策を設定することで練習になるからです。幸福度が高かったものの中からいくつか選択肢を与え，最も話をしやすいと感じるものを選んでもらいます。

　以下はチャールズ氏とセラピストの会話の続きです。幸福感尺度は完成しており，また，基本ルールも説明済みです。

セラピスト：では次にカウンセリングの目標用紙をやっていきましょう。幸福感尺度で高めの査定をした項目から取り組みたいと思います。扱いやすいもので目標設定の練習をしてみましょう。金銭管理，社会生活，個人的習慣，夫婦／家族関係の分野で高めの評価をされていますね。最初に取り組みやすそうなのはどれでしょうか？

クライアント：社会生活ではどうですか？　そこは何点にしましたっけ？
セラピスト：6ですね。つまり社会生活については好ましいこともあるけれど好ましくないこともあるということでしょうか。不満な点について教えてもらえますか。
クライアント：簡単です。彼女が欲しいのにできないんです。デートをしてみることもあるんですが皆すごくお酒を飲むんですよ。できたらお酒を飲まない人か，飲んでも少ししか飲まない人が良いと思っていて。
セラピスト：これは良いスタートですね。では，向かうべき目標として合理的なのは何か，言葉にして言ってみてください。
クライアント：いつも飲んでるような女の人とはもう付き合いたくない。もう繰り返したくないんです。
セラピスト：結構です。では3つの基本ルールを再確認しながらその目標を少し修正しましょう。まず，文言は完結だったのでルール1はクリアしています。ですが，前向きな表現だったでしょうか？　ちょっとやり直してみてください。
クライアント：どういう意味ですか。
セラピスト：「お酒を飲まない女の人と付き合いたい」ではどうですか。
クライアント：ああ，そういうことですか。「したくない」という代わりに「したい」という肯定的な言葉にするんですね。
セラピスト：そのとおりです。でも用紙に記入する前にルール3も見てみましょう。それは具体的な目標ですか？　その目標を達成した時に測定が可能ですか？　できれば正確な数字で表しましょう。
クライアント：でも，断られる場合もあるから週に何回デートするとかは決められませんよ。目標達成できなくても僕の責任ではないでしょう？
セラピスト：そうですね。ではあなたがコントロールできる行動とは何でしょうか？　その点について目標を設定しましょう。
クライアント：お酒を飲まない女の人を誘う，というのにしましょうか。それを目標にします。そうすれば断られても関係ないし。
セラピスト：良い考えですね！　じゃあ，簡潔で，ポジティブで，測定可能な言葉にしてみましょう。

クライアント：お酒を飲まない女の人を週に1回誘う。
セラピスト：素晴らしい！　では4項目めにそれを記入しておきましょう。

　クライアントが最初に考えた不明瞭な目標を修正し，目標設定の3つの基本ルールにのっとったものに仕上げました。この過程はクライアントに任せてしまわずサポートすることが大切です。寛大な心で強化してあげましょう。

●適切な介入策の決定

　目標設定ができたら，その目標を達成するための合理的な計画を立てる手助けをします。介入策を決める際の基本ルールは目標設定で挙げたものと同じです。つまり，簡潔で，ポジティブで，具体的（測定可能）な行動です。目標によっては複数の介入策を要するものもありますが，あまりたくさん課題を与えすぎるとクライアントは怖気づいてしまいます。また，カウンセリングの目標用紙の最後の欄でそれぞれの介入に期限を設けるようにしてください。

　以下，チャールズ氏とセラピストの会話の続きです。

セラピスト：次のステップは，あなたが決めた目標を達成するための方法を探すことです。ご自身の力だけでできる方法でも結構ですし，たとえばスキル獲得などの援助を私がする方法でも構いません。どうでしょうか？　どうすれば確実に目標を達成できるでしょう？
クライアント：そうですね，まずはいつもバーに行ってしまうのを止めたいと思います。お酒を飲まない女の人を探すには適さない場所ですから！
セラピスト：おっしゃるとおりですね。ではどうしましょうか？
クライアント：どうしましょう。他にどこに出会いの場があるかな。
セラピスト：まずお酒を飲まずに楽しめる行動を探して，独身の女性に出会う可能性のあるものがないか考えてみましょう。ここに非飲酒行動に関するあなたの機能分析（FA）があります。お兄さんのお宅で水曜の夜夕食をご馳走になる。この行動の何が好きだったか覚えていますか？
クライアント：はい。僕の兄とその奥さんや子どもたちは僕に優しいんです。夕食の後はトランプをしたりします。それに兄はお酒を飲まないので僕

も兄の家では飲みません。

> 注）セラピストはCRAの機能分析の非飲酒行動の表（第2章参照）を用いて，女性に会う可能性のあるアルコールが関与しない社会行動を探しています。

セラピスト：新しい女性に出会う場として水曜の夕食の場を使うことは可能でしょうか？
クライアント：できるかもしれません。いつだったか兄の奥さんの友達を夕食に招待したいと言われたことがあったんですが，止めてくれるよう頼んだんです。緊張するからって。お見合いデートをセッティングされているような気がして。
セラピスト：では，お酒を飲まない女性を誘うという目標達成のためにお兄さんの家での夕食を使うのは嫌ですか？
クライアント：いえ，そうではありません。先生の言うことは分かります。数カ月前の僕なら絶対に嫌がったと思いますが，今は気持ちが変わりました。
セラピスト：良かった。では，簡潔でポジティブで測定可能な方法を特定しましょう。

> 注）目標と同じように，介入策も簡潔かつポジティブ，そして測定可能な言葉で表します。

クライアント：僕にできることは2つあります。まず，毎週水曜の夜兄の家にお邪魔すること。最近は飲むことが増えていたのであまり行っていなかったんです。そして，兄と義姉さんに，お酒を飲まない素敵な人を紹介してほしいと頼むこと。
セラピスト：良い計画だと思います。ではここに書いておきますね。あと，期限も設けなくてはなりません。これらを行う頻度と期間はどれくらいにしましょうか？
クライアント：毎週水曜の夜にします。行くのは無制限に行きます。
セラピスト：分かりました。では，お酒を飲まない女性に出会いたいという

ことをお兄さんたちに伝えるのはどのくらいの期間にしますか？
クライアント（笑って）：毎週毎週，何カ月間も……何年間も頼み続けるのはしつこいな！　なんで女性を連れて来てくれないんだ！ってなってしまってはよくない。とりあえず1カ月間，毎週頼んでみることにしましょうか？

　　注）セラピストが完成させたこのクライアントの問題に対するカウンセリングの目標は別表5.Dの4項目めを参照。

セラピスト：結構です。では続けましょう。毎週女性を紹介してくれるようお兄さんだけに頼るわけにもいかないので，第二の計画を立てておきましょうか。何か案はありますか？
クライアント：たまにコーヒーショップで雑誌を眺めながら過ごすことがあります。人のいるところにいたいから行っているんですが，一人でいる女性がいたら頑張って話しかけてみようかな。
セラピスト：良いアイデアですね。ではもう少し具体的にしましょう。
クライアント：はい。プレーリー・コーヒーショップに土曜日か日曜日の朝に出かけて，毎回少なくとも一人の女性に声をかけるようにします。
セラピスト：期間はどうしますか？　お兄さんの件で新しい行動を起こさなくてはならないですよね。第二の計画を開始するのは2週間後にでもしておきましょうか？

　　注）ここでセラピストは次の週のための新しい介入策が多すぎないよう注意しています。

クライアント：いいえ，両方できると思います。コーヒーショップには週末には必ず行くんです。後は話しかけるだけですから。
セラピスト：分かりました。でもチャールズさん，話しかけるところからデートに誘うという目標までは長い道のりですよ。誘うまでに会話の中でいろいろなことが上手くいかなくてはならない。

クライアント：そうですね。でも介入策は新しい女性に話しかけることと設定しておけばいい。上手くいきそうだと思ったら誘ってみます。ちゃんと会話もせずにいきなり誘うようなことはしませんよ。それに，たとえば数日後にまたお茶でも飲みませんか，くらいの軽い感じにしておけばデートに誘うような深刻さもないし。

セラピスト：分かりました。それには納得です！　それもカウンセリングの目標用紙に記入しておきます。でも，1カ月間やってみて会話が上手くいっていないような場合はロールプレイで練習する，と括弧をして追記しておきますね。

　適切な会話を続けるための社会的スキルがクライアントにはなさそうだという懸念がある場合は，その場でクライアントとロールプレイをしても構いません。これらの計画ではリハーサルとフィードバックが非常に重要になってきます。いずれにせよ，次のセッションで介入策の達成具合を確認することが大切です。予想外の問題が生じた場合にも，ロールプレイで修正してください。

●スキル・トレーニングの計画

　具体的問題への対処のための適切な介入策や計画に必要なスキルをクライアントが持っていないということはよくあります。セラピーの初期段階で，カウンセリングの目標用紙に適切な CRA 手順とそれぞれのスキルを教えるための時間枠を書き込んでおくと良いでしょう。簡単な行動リハーサルであれ，新たなスキル習得のための一連の訓練であれ，セラピストの直接的なサポートを要する介入策に括弧を付けるなどしてしるしをつけておくと便利です。教えるべき CRA 手順をさっと確認することができるからです。

　チャールズ氏とセラピストの続く会話の中では2つ目の問題分野が取り上げられます。今回はスキル・トレーニングの必要性が明らかです。また，目標と介入策の設定をチャールズ氏自身にやらせようとしている点に留意してください。

セラピスト：このカウンセリングの目標用紙はコピーしてお渡ししますね。

必要に応じて，同意したこととやらなければならないこと，それぞれの目標達成計画を思い出すために使ってください。今日はもう一つ扱いやすそうな目標設定の練習をしてみましょう。点数が高めの分野で次に取り組みたいのはどれですか？

クライアント：次は6番目の夫婦／家族関係がいいです。

セラピスト：結構です。今回は目標設定を全部ご自分でやってみてください。何から始めましょうか？

クライアント：弟のオリバーとの関係についてです。上手くいく時はとても上手くいくんですが，めちゃくちゃになってしまう時があるんです。でも……そうですね，目標を立てるんですよね。

セラピスト：そうです。そして目標はどうあるべきでしたか？

クライアント：簡潔，具体的，ポジティブ。

セラピスト：そのとおり……「具体的」とは測定可能という意味ですよ。

　　注）目標と介入策設定の3つのルールをクライアントが忘れていないかを確認します。

クライアント：オリバーと仲良くするということを目標にしたいんですが，測定可能じゃないですね。

セラピスト：違いますが，簡潔かつポジティブではあるので方向性は合っていますよ。

　　注）セラピストはチャンスがあれば必ずクライアントを強化します。

クライアント：これは難しいな。オリバーに対してどんな態度を取るかを決める前に，まずは彼に会うという目標を設定しないといけないから。いつも酒について文句を言うくせに会うと必ずビールを押し付けてきたりするから，最近会うのを避けていたんです。

セラピスト：飲酒パターンにいろいろと他の問題がつながっているようで非常に興味深いですね。

注）前述のとおり，クライアントの飲酒問題と非飲酒問題の関連性を機会があるたびに指摘すること。

セラピスト：積極的に飲酒問題に取り組もうとされていることを知ったら弟さんも邪魔するのを止めてくれると思いますか？
クライアント：いえ，どうせ酒のせいで起こった「ひどい出来事」や僕の人生がどれだけ無駄かについてくどくど言い続けるんですよ。なのに酒瓶を持ってきて誘惑したりするんです。前にもそんなことがあったんですよ。
セラピスト：オリバーさんにはあなたがお酒に興味がないということをきちんと分かってもらって，過去の問題をぶり返さないようにお願いする方法を探す必要がありそうですね。
クライアント：それはもう何度もやったんです。でも聞いちゃくれない。オリバーは悪い奴じゃないんですよ，それは本当なんです。ただ，そういうことをされると腹が立ちます。

　　注）家族関係の分野における目標に効果的に取り組むためのスキル・トレーニングが必要なことは，この時点でセラピストにははっきりと分かっています。スキル・トレーニングを今行うべきか，それとも後日予約を取って行うべきかはこの問題のために設けた期限に応じて変わってきます。必要な CRA テクニックをまだ教えていないため，カウンセリングの目標（Goals of Counseling）用紙の「介入策」の欄で括弧に記入するなどしてメモしておきます。

セラピスト：弟さんがあなたにとって大切だということは分かりますので，彼があなたを責め始めたときのためにより良い対処法を学ぶことが必要です。お酒を止めたいと真剣に思っていることを周囲の人々に伝えるために作られた具体的なテクニックと，より効果的なコミュニケーションの方法を学んでいただくための方法があるのでお教えしたいと思っています。ですから今は「どうやって」家族関係分野の目標を達成するかは心配しなくても大丈夫です。まずは一つ目標を掲げましょう。

注）飲酒拒否のスキルとコミュニケーションスキルのトレーニングについて触れましたが，それらの詳しい説明の前にまずは明確な目標を設定することにしました。

クライアント：分かりました。最初の目標はもっとオリバーに会うようにすること。まずは週1回平日にテレビでも観に来ないか誘うことにします。
セラピスト：簡潔，ポジティブ，測定可能な素晴らしい目標です。ですが，あなたの機能分析ではテレビ鑑賞は飲酒の危険度の高い行動だったと思います。違いましたか？

　　注）クライアントを強化した上で，機能分析における関連の問題に結び付けています。

クライアント：でもテレビ鑑賞が必ず飲酒に関係しているわけじゃなくて，スポーツ番組の場合だけなんです。いやはや！　アメフトの時期にはよく飲んだ。
セラピスト：ですが，弟さんと一緒にする行動の一つめにテレビ鑑賞を挙げるというのはどうかと思います。弟さんはやっぱりお酒を勧めようとしてくるかもしれませんよ。
クライアント：大丈夫だと思いますよ。一人でいる時はテレビを観ていてももう酒は飲んでいませんし。じゃあ，自宅には一切アルコールを置いていないので必ずうちに来てもらうようにするというのはどうでしょう。オリバーが酒を持ってくるようなことは絶対ないですし……あいつはケチだから！
セラピスト：全体的に良い案のようですね。

　　注）別表5.D，項目6A参照。

セラピスト：では介入策について話しましょう。その目標を達成するための計画は？
クライアント：気が変わらないうちに，今晩にでも電話をします。好きなテ

レビ番組が何曜日にあるか尋ねて，うちに観に来ないか誘ってみます。
セラピスト：チャールズさん，素晴らしいできです。ではこの問題分野で次の目標を決めましょう。オリバーさんとの仲を改善したいとおっしゃっていましたね。
クライアント：はい。酒のことで口論するのはもう嫌です。酒のせいで起こった問題について聞かされるのも嫌だし，ビールを押し付けてこられたときに怒鳴りあいになるのも嫌です。

●複雑な目標を簡潔化する

　一つの目標が実にたくさんの要素を含んでいるということは多々あります。そういった目標に取り組む際は，問題を分解して複数のより小さく，より分かりやすいものにしてあげるとクライアントの気持ちが楽になります。そうすると介入策も見つけやすくなります。セラピストはここでその手助けをします。

セラピスト：ではこの問題を2つの目標に分解してより簡潔にしてみましょう。まず一つ目の，あなたの飲酒のせいで生じた問題について聞かされたくない，という問題についてはどうしたいですか？
クライアント：その話題を出されたら穏やかにそれを止めさせたいです。
セラピスト：その調子です！　3つの基本ルールは？

　　注）セラピストはクライアントの答えを簡潔かつポジティブで測定可能なものへと修正しようとしています。

クライアント：そうですね。簡潔ですし，ポジティブですよね。じゃあ，「その話題を弟が持ち出すたびに」と付け加えます。これで測定可能です。
セラピスト：では表に記入しておきます。次のこれを達成するための計画を考えましょう。
クライアント：どうすればいいのか本当に分からないんです，だって，毎回そうしようと思っているのに結局喧嘩になってしまうんですから。
セラピスト：つまり，弟さんにもっときっちりと話をできるようになるため

のスキルを身につけなくてはならないということです。いくつかのルールを学んでロールプレイをすることにしましょう。用紙にそのことを記入しておきますね。期限ですが，来週からコミュニケーションスキルのトレーニングを一緒に開始するということでいかがですか。1カ月かけて練習しましょう。よろしいですか。では2つ目の目標は弟さんがアルコールを勧めてくることについてです。

クライアント：それも同じようなものです。飲みたくないと言えるようになりたい。それだけです。

セラピスト：分かりました。それも先ほどのものと同じように記入しておきます。飲みたくないと伝えるベストな方法を見つけるために練習が必要だと思いますか？

クライアント：絶対に。

セラピスト：では飲酒拒否の練習もすると記入しておきます。これもスキルの一つですが，コミュニケーションスキルのトレーニングに似ています。同じセッションの回で両方に取り組むことが可能ですので期限は同じにしておきます。今日はたくさん進みましたね！

　注）別表5D，項目6のBとCを参照。例としてカウンセリングの目標用紙の残りの部分も完成させました。

　カウンセリングの目標用紙はふつう1回目か2回目のセッションで完成させますが，一部を宿題にすることもあります。その場合，クライアントの指針となるよう，1つか2つの分野に一緒に取り組んでから課題にしてください。また，あまりにたくさんのカテゴリーを課題として与えてクライアントを怖気づかせないよう注意してください。ここで挙げた例ではクライアントのレベルが高かったので，だいたいの作業を本人が一人で行うことができそうだということがこのセッションを見ても分かります。そのため，残りのカテゴリーの目標欄と介入策欄をすべて課題として出しても良いとセラピストは判断しました。次のセッションで全体を確認し，必要に応じて修正をすることになります。
　カウンセリングの目標は治療プログラムの期間中少なくとも月に一度は再

確認します。目標が達成できていれば賞賛し，その努力を強化します。数週間経っても達成できていない問題分野があるようなら，介入策の妥当性を再確認し，必要に応じて改善します。このとき同時にクライアントに新しい目標を設定してもらうと良いでしょう。

●カウンセリングの目標用紙の作成中に起こり得る問題

セラピストとチャールズ氏との会話では，カウンセリングの目標用紙を作成する際に生じがちな問題点のほとんどが出てきました。

1. 3つの基本ルールを「実生活の」問題に実際に適用すること。多くのクライアントは問題について不明瞭でネガティブかつ測定不可能な話し方をする。
2. 目標や介入策の設定が複雑すぎて分かりづらく，実行するのが困難。
3. 特定の目標を目指すために必要となる重要なステップを抜かしてしまう。
4. クライアントが実際にコントロールできない事柄を計画してしまう。
5. 必要もないのに飲酒の可能性が高い状況に自分自身を置いてしまう。

これらの一般的な問題に加えて，飲酒以外の問題に取り組むために時間を割くのを嫌がるクライアントもいます。そういった人々はお酒さえ止めれば他の問題も自然に消えてなくなると信じて疑っていません。そんなふうに問題が解決されることはほとんどないのですが，実際に経験させることでクライアント自身にそれを理解してもらうのが CRA のやり方なので，CRA セラピストはまずは飲酒問題だけに取り組む姿勢を見せます。

本書のこれまでの章では，セラピーにおけるアセスメントと治療計画構築に焦点を当ててきました。次の章からは，セラピーの実際に関連する CRA スキルのトレーニング過程を紹介していきます。しかし，アセスメントと治療計画がセラピー全体において非常に重要な役割を持つことが今後お分かりいただけると思います。

別表 5.A　幸福感尺度（Happiness Scale）

　この尺度はあなたの生活における以下の 10 の分野における「現在の」あなたの幸福度を測るためのものです。各分野の横にある数字（1 から 10）のいずれかに丸を付けてください。10 段階の尺度は，左に行くほど幸福度が低いことを示し，右に行くほど幸福度が高いことを示します。生活の各分野を評価するために次のようにご自身に尋ねてください。「生活のこの分野での自分の幸福度はどれくらい？」。そして，今日のあなたがどう感じているかに従って尺度上の数字に丸を付けてください。昨日の気持ちは忘れるように努め，今日どう感じているかに集中してください。また，一つのカテゴリーが他のカテゴリーに影響しないよう気をつけてください。

		最高に 不幸								最高に 幸福	
1.	飲酒／断酒	1	2	3	4	5	6	7	8	9	10
2.	仕事または教育の向上	1	2	3	4	5	6	7	8	9	10
3.	金銭管理	1	2	3	4	5	6	7	8	9	10
4.	社会生活	1	2	3	4	5	6	7	8	9	10
5.	個人的習慣	1	2	3	4	5	6	7	8	9	10
6.	夫婦／家族関係	1	2	3	4	5	6	7	8	9	10
7.	法的問題	1	2	3	4	5	6	7	8	9	10
8.	感情面	1	2	3	4	5	6	7	8	9	10
9.	コミュニケーション	1	2	3	4	5	6	7	8	9	10
10.	全体的幸福度	1	2	3	4	5	6	7	8	9	10

名前：＿＿＿＿＿＿＿＿＿＿＿＿＿＿＿＿

日付：＿＿＿＿＿＿＿＿＿＿＿＿＿＿＿＿

別表 5.B 幸福感尺度 (Happiness Scale)

　この尺度はあなたの生活における以下の10の分野における「現在の」あなたの幸福度を測るためのものです。各分野の横にある数字（1から10）のいずれかに丸を付けてください。10段階の尺度は，左に行くほど幸福度が低いことを示し，右に行くほど幸福度が高いことを示します。生活の各分野を査定するために次のようにご自身に尋ねてください。「生活のこの分野での自分の幸福度はどれくらい？」。そして，今日のあなたがどう感じているかに従って尺度上の数字に丸を付けてください。昨日の気持ちは忘れるように努め，今日どう感じているかに集中してください。また，一つのカテゴリーが他のカテゴリーに影響しないよう気をつけてください。

		最高に 不幸									最高に 幸福
1.	飲酒／断酒	1	②	3	4	5	6	7	8	9	10
2.	仕事または 教育の向上	1	2	③	4	5	6	7	8	9	10
3.	金銭管理	1	2	3	4	5	⑥	7	8	9	10
4.	社会生活	1	2	3	4	5	⑥	7	8	9	10
5.	個人的習慣	1	2	3	4	5	6	⑦	8	9	10
6.	夫婦／家族関係	1	2	3	4	5	6	⑦	8	9	10
7.	法的問題	1	2	③	4	5	6	7	8	9	10
8.	感情面	1	2	3	4	⑤	6	7	8	9	10
9.	コミュニケーション	1	2	3	4	⑤	6	7	8	9	10
10.	全体的幸福度	1	2	3	④	5	6	7	8	9	10

名前：チャールズ

日付：6／1

別表 5.C　カウンセリングの目標 (Goals of Counseling)

名前：＿＿＿＿＿＿＿＿＿＿＿＿＿＿＿＿　　日付：＿＿＿＿＿＿＿＿＿＿＿＿＿

問題分野／目標	介入策	期限
1. 飲酒／断酒の分野における目標は：		
2. 仕事または教育の向上の分野における目標は：		
3. 金銭管理の分野における目標は：		
4. 社会生活の分野における目標は：		
5. 個人的習慣の分野における目標は：		
6. 夫婦／家族関係の分野における目標は：		
7. 法的問題の分野における目標は：		
8. 感情面の分野における目標は：		
9. コミュニケーションの分野における目標は：		
10. 全体的幸福度の分野における目標は：		

別表 5.D　カウンセリングの目標（Goals of Counseling）

名前：　チャールズ　　　　　　　　　　　　　　日付：　6／1

問題分野／目標	介入策	期限
1. 飲酒／断酒の分野における目標は： 90日間の禁酒。	(1)セラピーに毎週通う。(2)断酒継続の障害が生じた際に対処するための（問題解決トレーニング）。(3)飲酒拒否トレーニング。(4)次の1週間でアルコールを飲んでしまった場合、監視役（兄）がいる場でのアンタビュース服用を開始する（次のセッションでセラピストが確認）。	(6/1-9/1)；毎週(6/8-7/8)；毎週(6/8-7/1) 6/8 確認
2. 仕事または教育の向上の分野における目標は： これから1年の内に5%の昇給(6カ月で2.5%)。	(1)もう病欠の連絡はしない…万一飲酒してしまっても。 (2)上司に昇給の話をするための（自己主張トレーニング）。 (3)上司に自分を売り込んで昇給を依頼する。	(6/1-12/1) (11/1-12/1) 12/1
3. 金銭管理の分野における目標は： 予算計画をもっと上手にして締め切りを守って毎月の支払いをしたい	(1)義理の姉に一度会って家計の予算計画の仕方を教えてもらう。 (2)毎週どれくらいアルコールにお金を使っていたかを計算する。そのお金を今後何に使うか考える。	6/15 まで 6/15 まで
4. 社会生活の分野における目標は： 週に一度お酒を飲まない女性を誘う。	(1)毎週水曜の夜兄の家に夕飯を食べに行く。 (2)兄と義理の姉にお酒を飲まない女性に出会いたいと話す。 (3)プレーリー・コーヒーショップに毎週土曜か日曜の朝に行く。 (4)毎回少なくとも一人知らない女性に話しかける。 (5)（必要に応じてセラピストとロールプレイで練習）	毎週(6/1- ?) 毎週(6/1-7/1) 毎週(6/1- ?) 毎週(6/1-7/1) 7/1 確認
5. 個人的習慣の分野における目標は： 車の中も外もきれいに保ちたい。洗車と掃除機は毎週、ワックスは隔月。	(1)（問題解決トレーニング）―これらの課題を達成する際の障害をすべて回避する方法を学ぶため。 (2)（進捗状況の確認）	7/1 毎週(7/8-8/8)
6. 夫婦／家族関係の分野における目標は： A. 隔週で一緒にテレビを観ようとオリバーを誘う。 B. 自分の飲酒のせいで起こった問題についてオリバーが話し始めたら穏やかに止めてくれるよう話す。 C. オリバーが酒を勧めてきたら興味がないと穏やかに伝え止めてくれるよう話す。	A. (1)オリバーに電話して好きな番組の曜日を尋ね、招待する。 B. (1)（コミュニケーションスキル・トレーニング） C. (1)（飲酒拒否トレーニング）	6/1 隔週(6/1- ?) 毎週(6/8-7/8) 毎週(6/8-7/8)
7. 法的問題の分野における目標は： A. 今後は前科が増えないようにする。 B. 罰金をすべて払う。	A. (1)運転は飲酒していない時だけ。 B. (1)[3 項目めの金銭管理参照] 　(2)アルコールにかかっていたお金が節約されるのでそれを使ってこれからの1カ月で酒気帯び運転の罰金を払う。	(6/1- ?) 6/15 7/1
8. 感情面の分野における目標は： 毎日飲酒する習慣のない男友達を一、二人見つける。	(1)非飲酒関連の社会行動を10個決める。 (2)遵守するため（系統的な励ましと強化子サンプリング）。 (3)毎週ひとつ新しい非飲酒関連の社会行動に挑戦する。 (4)行動時に生じる問題に対応するための（問題解決）。	(6/1-6/8) (6/8-7/8) (6/8-8/8) (6/8-8/8)
9. コミュニケーションの分野における目標は： 両親と話すときは口論にならないよう落ち着いて話す。	(1)安心して話せる話題を10個「選ぶ」ための（問題解決トレーニング）。 (2)口論になりそうになったら落ち着いて話題を変える方法等をしるための（コミュニケーションスキル・トレーニング）。	6/15 毎週(6/22-7/22)
10. 全体的幸福度の分野における目標は： A. 職場での地位に満足する。 B. 酒を飲まない男友達や女友達を作る。 C. 両親や兄弟に安心して会えるようになる。	A. [2 項目め参照] B. [4 項目めと 8 項目め参照] C. [6 項目めと 9 項目め参照]	12/1 まで 9/1 まで 8/1 まで

第6章

行動スキル・トレーニング

　アルコール（Monti, Abrams, Kadden, & Cooney, 1989），大麻（Hawkins, Catalano, Gillmore, & Wells, 1989），また近年ではコカイン依存症（Childress et al., 1993）等の複数の薬物依存症に対する治療方法として長年取り入れられてきたのが行動スキル・トレーニングです。CRAでもその開始以来スキル・トレーニングは治療の必要不可欠な要素と考えられてきました。本章ではCRA独自のスキル・トレーニングの手順と他の研究者らの研究から取り入れた素晴らしいテクニックを組み合わせたものを紹介していきます。

コミュニケーションスキル・トレーニング

　多くのアルコール乱用者に基本的に欠落しているのは，ポジティブかつ効果的な形でコミュニケーションをとる能力です。興味深いことに，こういった人々の大半は自分にコミュニケーションの問題があることすら気づいていないものです。このような場合，攻撃的すぎる，もしくは受け身すぎる会話の例をしっかりと見せ，彼らの問題を説明します。ポジティブかつ積極的な話し方をすることで自身のニーズが満たされる可能性が高まるということを指摘すると，行動を変えたいというクライアントのやる気が高まります。

　CRAでは，効果的なコミュニケーションには3つの基本要素があると考えています。(1)理解を示す発言，(2)部分的な責任を負う発言，(3)支援の申し出。理解を示す発言によって，会話に共感が生まれます。部分的責任を負うことで，特定の問題の発生と解決における役割を受け入れる覚悟がクライアントにあることを示すことができます。そして，支援を申し出ることで会話はさらに促進されます。これらの要素をひとまとめにすると変わりたい

という思いが相手に伝わりますが，そこには変化のプロセスにおいて積極的に支援的であるという依頼者本人の意欲がなくては成立しません。防衛心が減少し，会話のきっかけが生まれやすくなるのです。

　それぞれの発言の例を会話の中で紹介していきます。セラピストとクライアントのマーレーンさんの会話で第三者に対するお願いの仕方を紹介します。セラピーセッションに彼氏に何回か一緒に来てもらいたいというマーレーンさんの願いがこの会話の中心になっています。ですが，彼氏はきっと気乗りしないに違いないとマーレーンさんは思っています。しかしマーレーンさんもセラピストも，彼氏のポール氏にセラピーにかかわってもらうことは今とても重要だと考えています。この会話は，ロールプレイを通してセラピストがマーレーンさんの基本的コミュニケーションスキルを評価している場面から始まります。セラピストはCRAの会話促進方法をゆっくりと紹介していきます。

セラピスト：最初にポールさんにセッションに一緒に来てくれるよう頼む時の会話をロールプレイで練習してみましょう。私がポールさん役をします。まずはあなたがいつもするように質問してみてください。その後，もっとポジティブな会話をするための提案をします。
クライアント：分かりました。ポール，飲酒についてセラピストの所に行っていると話したのを覚えてる？
セラピスト［彼氏役］：ああ，またその話か。別のセラピストの所に行ったんだろう？　その人が何だって？
クライアント：たくさん興味深い話をしたの。今回は上手くいきそうな気がするんだけど，ぜひあなたにも手伝ってほしいの。
セラピスト［彼氏役］：また始まった！　今回は医者まで俺を引き込もうとしているのか？
クライアント（小声でセラピストに対して）：まずいです。ここでいつも怖くなってしまうんです。
セラピスト：あなたが彼にしてほしいこと，なぜそれが重要なのかを伝えればいいんです。でも，良い会話をするための大切な要素をお教えしたいので，このままきつい感じで彼氏役を続けますね。

注）この最初のやりとりにおいて，セラピストはクライアントの基本的コミュニケーションスキルを査定しています。必要に応じて具体的な CRA コミュニケーション促進スキルを紹介していきます。

クライアント：何回かセッションに一緒に来てほしいの。私のためだけじゃなく，私たちの関係のためにも良いと思うの。
セラピスト［彼氏役］：いずれにしても大騒ぎしても意味がないと思うな，どうせ1週間かそこらしかもたないんだろう。現実を見ろよ，マーレーン，そういうプログラムを始めてもいつも続かないじゃないか。
クライアント［小声でセラピストに対して］：助けてください！　だいたいこの流れで口論が始まるんです。
セラピスト：分かりました。新しい方法が必要なのはここですね。では，理解を示す発言をすることから始めましょう。意味が分かりますか？　相手の言っていることを理解している，と伝えるんです。自分が同じような状況に置かれたときのことを思い出すとやりやすいと思います。それを実際に伝えても構いません。

注）相手に対してなにか依頼をする際，理解を示す発言を付け加えることをセラピストは提案しました。こうすることで，かかわりたくないという気持ちが理解されたと彼氏は感じることができます。

クライアント：ポール，そういうふうに疑ってしまうのはよく分かるわ。友達のローズがダイエットを誓った時，私も同じように疑ったもの。流行りのダイエットは全部試す人だから。新しいダイエットの宣伝が始まるたびに彼女に付き合って盛り上がるのは大変だもの。［声でセラピストに対して］こんなこと言っちゃったらもう絶対一緒になんて来てくれないわ……。
セラピスト：まだ終わっていませんよ！　でも今のはスタートとして良いと思います。彼がどう感じているのかをあなたが理解しようとしているということが今のできっと彼に伝わるので，この後はあなたの話に耳を傾けてくれるはずです，絶対に。では次は，問題や解決策に対する部分的

責任を認めてみましょう。

> 注）良いコミュニケーションの2つ目の要素である「部分的責任を認める発言」を加えるようクライアントに指示します。これによって依頼の言葉が穏やかになります。

クライアント：部分的責任？　だってこれは「全部」私の責任でしょう？

セラピスト：それについては同意しかねますが，大切なのは私たちが今問題と呼んでいるものが何かということです。今私たちが取り組んでいる問題は，治療プログラムにかかわることによってあなたの断酒の努力を心からサポートすることをポールさんが拒否していることです。サポートしてくれないことでポールさんを責めるようなことはしてはいけません。そうなるとおそらく意見の相違が生じるでしょうから。

クライアント：分かります。そのとおりですね。今までもそうでした。分かりました。じゃあ今は，彼の態度に対しても私が部分的責任を認めるべきなんですね。こんな感じですか？　ポール，私が今までに何度もプログラムを途中で放棄してしまったから今回も賛成しづらいんでしょうね。でも，あなたのことが本当に大切だから，一緒に来てくれたら本当に嬉しいんだけど。

セラピスト：わあ……素晴らしいですね！　相手の置かれた厳しい状況に対する部分的責任を認め，しかもあなた自身の気持ちまで伝えられた。素晴らしいできです。では，3つ目の具体的な方法として支援を申し出るというポジティブ・コミュニケーションを付け加えます。参加に同意してもらいやすくするためにあなたにできることを何か思いつきますか？

クライアント：そうですね。私が運転すると提案するといいかもしれません。セッションの前に彼を迎えに行くようにします。それにセッションの後にはコーヒーをおごるとか。

セラピスト：良い案だと思います。お互いが喜ぶことをし合うことになりますね。

ロールプレイは数種類行ってもらいます。彼氏の反応に幅広く対応することができるよう備えておくためです。その後，これから１週間の内に同じような会話を実際に彼氏とすることを宿題にします。翌週のセッションでその結果を確認してください。

　依頼をする際に有効な CRA の３つのコミュニケーション要素を上記の会話で紹介していますが，適用方法は他にもたくさんあります。実際に，こういった状況にある二人の人物間におけるいかなる問題であってもより効果的な話し合いが可能になります。複数の種類のポジティブ・コミュニケーションの手順をロールプレイしてもらえば，その適用性の幅広さが分かってもらえるでしょう。そして，事前にトピックを決めておき，自宅や職場でポジティブな会話を試すという宿題を出しましょう。その進行状況を次のセッションで確認しましょう。

問題解決トレーニング

　広範囲に及ぶ困難な行動や状況に対処するために大切な２つ目の基本スキルは問題解決スキルです。アルコール乱用者にとっての問題解決スキルの主な目的は，アルコールや薬物使用に舞い戻ってしまうことなく，周囲の環境から受ける日々の面倒事に対処する方法をクライアントが学ぶことです。しかし CRA は新たなテクニックを紹介するだけではありません。どれほど太刀打ちできなさそうな問題であっても実行可能な解決策さえあれば問題は解決できるので，さまざまな困難を概念化する方法をクライアントに教えます。この問題解決志向は，薬物乱用だけでなく，さまざまな種類のジレンマにも対応できるよう一般化されています。正式なセラピーが終了した時にクライアントが自分自身の力で自立できるよう備えるためのトレーニングなのです。

●問題解決のステップ

　CRA では，D'Zurilla と Goldfried（1971）によって最初に紹介された問題解決アプローチを改変したものを使用します。ステップは以下のとおりです。

A．問題を明確にする
　1．可能な限り具体的に問題を定義する。
　2．二次的問題や関連問題は区別する。

B．代替案を生み出す
　1．ブレーンストーミングをして可能な解決策を複数考え出す。
　2．提案を批判しない。
　3．質より量。とにかくたくさんの解決策を考えることが大切！
　4．問題分野から脱線しない。
　5．解決策は具体的な言葉で。

C．解決策を1つに絞る
　1．挑戦すべきでないと思う解決策を消去していく。説明は不要。
　2．残った代替案によって生じるであろう影響を特定しながらそれぞれの実行可能性を査定する。
　3．解決策を1つ決め，実行方法を正確に描写する。
　4．その解決策を実行する際の潜在的障害を検討する。
　5．それらの障害を回避するための「バックアップ」プランを生み出す。
　6．次のセッションまでに選択した解決策を，同意した回数挑戦することを約束する。
　7．2つ目の解決策にも挑戦してみるかどうかを決める。
　8．第二候補以下の解決策に対しても，「解決策を1つに絞る」の2〜6を行う。

D．結果を評価する
　1．次のセッションで結果を確認し，満足度の点数をつける。
　2．必要に応じて解決策を改善する。
　3．まったく新しい解決策が必要なら，問題解決の手順を繰り返す。

CRA では上記の手順をまとめたものを黒板に書くか，用紙にしてクライアントに手渡して順を追ってもらうのが一般的なやり方です。質問はいつでも受け付けてください。手順の説明が終わったら，実際の問題に問題解決手順を当てはめていきます。

　クライアントに，現在対処したいと思っている問題をいくつか挙げてもらいましょう。案を思いつかないようならカウンセリングの目標用紙を参照します。具体的で未達成の問題を選びます。その実際の問題に対して問題解決手順をステップごとに実演してみせます。クライアントの意見を求め，温かくサポートしましょう。各ステップに対するクライアントの答えを立ち上がって黒板に書くとよいでしょう。

　以下の会話は問題解決トレーニングの例です。このスキルのステップはすでに説明済みで，実際の問題に進む下準備はできていると想定してください。

セラピスト：エヴリンさん，先ほど夜寝るのが難しいとおっしゃっていましたね。以前は寝るためにお酒を数杯飲んでいたと。この問題に対処していきたいと思われますか？
クライアント：もちろんです。飲んだとしてもなかなか寝付けないんです。
セラピスト：睡眠の障害が何なのかはっきりさせてみましょうか。その時の様子を教えてもらえますか？　重要な部分は黒板に記入していきます。
クライアント：ただ寝られないんです。思考が止まらなくて。一旦眠れれば大丈夫なんです。でもそこまですごく時間がかかるんです。リラックスできていないんでしょうね。
セラピスト：それは大変でしょうね。全部ここに書き出しました。たとえばどのくらいの頻度でそうなるかなど，もう少し具体的に教えてもらえますか？
クライアント：ほぼ毎晩です。

　　注）ここでセラピストはステップ A「問題を明確にする」を行っています。この問題解決セッションで使用した板書の記入例は別表 6.A を参照してください。

セラピスト：では，明らかに関連のありそうな問題がないか考えてみましょ

うか。エヴリンさん，睡眠の問題に直接的に影響していそうな事柄が何かありますか？　たとえば騒音や明かりなど。
クライアント：いいえ，とくに。私は一人暮らしですし，寝室は私の好きなようにできますから。
セラピスト：では夕食時から寝るまでの行動について教えてください。喫煙，飲酒，食べ物，その他の行動などです。
クライアント：だいたい仕事の帰り道でファーストフード店に寄ってハンバーガーとコーラで済ませます。家に着いたらコーヒーを入れてニュースが終わるまでテレビを観て，それから11時くらいにベッドに入ります。ああ，煙草は10本から15本くらい吸いますね。前は週に何度かバーに飲みに行くこともありましたが。でも今はお酒を飲まないので家にいますね。
セラピスト：その他，夜にする行動はありますか？
クライアント：いいえ，とくには。時々友達が来ることもありますが，私がお酒を止めてからはあまり来なくなりました。
セラピスト：注目していただきたい点がいくつかあります。おそらく睡眠の問題はライフスタイルに関連しているのではないかと思います。コーラもコーヒーもカフェインが入っています。カフェインには興奮作用があります。煙草に含まれるニコチンにも興奮作用があります。それに，夜中ずっとテレビの前に座っているというのも良い睡眠を生む習慣ではありません。これらのことを念頭に，解決策を考えていきましょう。これらは「関連問題」として別の場所に書き出しておきますね。

　　　注）第一ステップの2つの手順が終わりました。次はBの「代替案を生み出す」に進みます。

セラピスト：次のステップでは可能な解決策を考えていきます。ブレーンストーミングと言ったのを覚えていますか？　想像力を働かせて，できるだけ長いリストを作りましょう。ですが，先ほど説明したブレーンストーミングのルールの一つに従って，われわれどちら側からの提案もすべて黒板に書き出していきます。絶対やりたくないものでも，すでにやってみたけれ

　　　　 ど上手くいかなかったものでも，関係ありません。その心配は後でします。だから批判もなしです。可能性のある解決策は多いほど良いのです。できるだけ具体的に，そして睡眠問題に関係あるものだけに絞ってください。
クライアント：友達からよく眠れるお茶について聞いたことがあります。それはどうですか？
セラピスト：エヴリンさん，良いですね。眠れるお茶。良いスタートです。他には？
クライアント：運動かな，散歩とか。それに夜の煙草やコーヒーも減らしたほうがいいかも。
セラピスト：良いですね，上手く軌道にのっていますよ。他には？
クライアント：もうアイデアが切れました。他に何があるでしょうか？
セラピスト：私もいくつかアイデアをだしてみますね。熱いお風呂に入ったり，就寝直前に本を読んだりすることでリラックスできるという人もいます。他のクライアントさんの中にはリラクゼーションCDや瞑想が良かったという人もいました。他に何か思いつきますか？
クライアント：そうだ，またバリウム［監訳者注13］を飲めばいいかも［笑いながら］。冗談ですよ。
セラピスト：ああ，よかった。でもおもしろいからそれも一応黒板に書いておきましょうか。でもこれは選ばないでくださいね！
クライアント：静かな音楽をかけるとかはどうでしょう？　いいかもしれない。

　　 注）「代替案を生み出す」のステップは完了しました。次はCの「解決策を1つに絞る」に進みます。

セラピスト：では決断していきましょう。今考え出した可能な解決策のリストをよく見てください。それから，上手くいかなさそうなものや絶対にやりたくないものを消去していってください。私がここで質問することは許されていません。ですから消去した理由を私に説明する必要はありません。

[▶監訳者注13] ジアゼパムのこと。

クライアント：熱いお風呂と読書と瞑想はやりたくないですね。それにバリウムも飲みません。

セラピスト：分かりました。では残りを見ていきましょう。それぞれをやってみるところを想像してみてください。やれそうかどうか？　上手くいきそうかどうか？　そう考えるともっと消去できると思いますよ。

クライアント：音楽のやつは前にもやってみたことがあるけど上手くいかなかったので止めておきます。リラクゼーションCDを買うようなお金も今はないので止めておきます。

セラピスト：分かりました。では最初にやる解決策を1つ選びましょう。エヴリンさん，これから1週間何回かできそうなものはどれですか？

クライアント：夜のお茶を試してみたいです。自動的にコーヒーも減らすことになりますし。夕食後は完全にコーヒーを止めてみたいです。

セラピスト：素晴らしい。では実際にどうやって実行するか教えてください。たとえば，お茶はどこで買いますか？

クライアント：今日買って帰ります。それから忘れないように台所に出しておきます。

セラピスト：寝るためのお茶を買うことや飲むこと，コーヒーを減らすことの障害になりそうなことが何か思いつきますか？

注）この課題を達成する邪魔になりそうな障害を特定しようとしています。こうすることによって潜在的な問題に前もって対処することが可能になります。

クライアント：いいえ。お茶を買うくらいのお金はありますし，実際に店で見かけたこともあります。だから……できます。

セラピスト：じゃあ今日その店でお茶が売り切れていたら？　バックアッププランはありますか？

クライアント：町の向こう側にお茶やコーヒーをたくさん扱っている店があります。そこに在庫があるかどうか電話をしてみます。少なくともカフェイン抜きのお茶が何かあるはずです。

セラピスト：結構です。ではこれから1週間何回そのお茶を使いますか？

注）まずバックアッププランを確認し，この先の1週間で何回その解決策を試みるかを確かめています。

クライアント：毎晩飲むようにします。いえ,1週間のうち5日にしておきます。それらの日はコーヒーを飲まないようにします。今週末は出かけるかもしれないので7日間にしておくと計画が失敗するかもしれませんから。
セラピスト：しっかりとした良い計画ができ上がったようですね。このままでももちろん構いませんし,あと数個解決策を追加しても構いませんよ。
クライアント：もう少し増やしたいです。眠れないのには本当に困っているんです。じゃあ夕食後の煙草を5本に減らすというのはどうでしょう？
セラピスト：それに対して何ができると思いますか？　食事の後に5本しかタバコを吸わないことを想像してください。それは現実的な目標ですか？　5本までに減らそうとすると何が起こりそうですか？

　　注）この2つ目の解決策に対してCの「解決策を1つに絞る」のステップ2〜6を繰り返します。

クライアント：8本にしておこうかな。そのほうが良いかも。5本だと守れないかもしれません。
セラピスト：結構です。では，実際にどうやって実行するかを教えてもらいましょうか。
クライアント：職場から8本だけ持って帰るようにしたらそれだけしか吸えません。忘れずにそうします。家に持って帰る本数を減らすことは前から考えていたんです。
セラピスト：8本だけ家に持って帰るのに障害になりそうなことは？　この解決策には極めて重要なポイントですよ。
クライアント：そうですね。カレンダーに書いておくことにします。帰宅前に必ず確認するので。もしできないようなことがあったら，持って帰ってしまった煙草をすぐに近所の人にあげることにします。

注) クライアント自身に潜在的障害を考えさせるようにしています。このクライアントはバックアッププランも自分で生み出しました。

セラピスト：では，夕食後の煙草の本数を8本にするのは何回にしましょうか？
クライアント：これも平日の夜だけにして5回にしておきます。

注) ここでも，次のセッションまでに新しい解決策に挑戦する回数を決めています。

セラピスト：がんばりましょうね，エヴリンさん！　次のセッションでは，1週間で挑戦した解決策を確認するという問題解決の最後の部分を行います。やってみて上手くいったら……最高です！　そして，もっと上手くいくように少し改善を加えるなどしましょう。でも今はそれは考えなくても結構です。

　次のセッションでステップDの「結果を評価する」を行うことが重要です。その際には必ずクライアントの努力を強化しましょう。上手くいかなかった，もしくは，達成が非常に困難だった解決策については改善をします。クライアントが課題に挑戦すらしなかったような場合は，遂行できないくらい大変な問題だということかもしれないので，より注意して取り組みましょう。問題解決の手順をすべてそれに注ぐと良いでしょう。
　クライアントがこのテクニックを十分理解したところで，新しい問題に対して問題解決の全手順を一人で行ってみてもらいましょう。クライアントは治療を終了するまでにこのスキルを完全に習得しなくてはなりません。

飲酒拒否トレーニング

　本項で紹介する3つ目の基本スキルは飲酒拒否トレーニングです。CRA版の飲酒拒否トレーニングには4つの要素があります。(1)家族や友人の協力を求める，(2)以前に特定した飲酒危険度の高い状況を再確認する，(3)断固

として飲酒を拒否することを学ぶ，(4)ネガティブな思考を改善する。

● ソーシャル・サポートを求める

　CRAの基本的な前提の一つに，クライアントが自身を取り巻く社会環境から強化を受けることのできる活動に関与し続けるというものがあります。この考えを基礎に置くと，意欲的なアルコール乱用者が断酒に対して支援的な人々の中に身を置くということの重要性が自然に理解できるでしょう。

　ソーシャル・サポートを求める第一ステップとして，クライアントに飲酒を止めるという決意を家族や友人数名に伝えてもらいます。この報告に対する反応は喜びや賞賛から不信感や怒りといったさまざまなものになるだろうとクライアントは考えます。周囲からの反応にかかわらず，クライアントは自分の決断を尊重してほしい，そして友人や家族のサポートに感謝しているということを明確に伝えなくてはなりません。こういった反応に対するロールプレイを行ってください。

　ロールプレイの練習時には，クライアントが飲酒を止め始めた時に不快感を持つ人々に対する問題を取り扱うと良いでしょう。そのような人々であってもこの新しい行動に慣れてくると落ち着きを取り戻してくれるものだということをクライアントに伝えて安心してもらいましょう。状況に適応するために，大騒ぎすることなくアルコールを拒否し続けるようクライアントを指導してください。また，飲酒を続けている友人に対して批判的にならないようにしっかりと注意してください。飲酒するかしないかは個人の判断であり，お互いの判断を尊重することが友情を保つ鍵です。

　しかし，こういった土台作りはほんの手始めでしかありません。研究によると，飲酒の圧力をかけてくる人が存在する社会状況にある断酒中のアルコール依存者ほど再発率が高いということが分かっています (Brownell, Marlatt, Lichtenstein, & Wilson, 1986)。飲酒というのは友情を示すための方法として社会的に認められた行為であると考える人が多いため，この結果は自然なものです。また，本人の飲酒問題を知らずにお酒を勧めてくる人もいるかもしれません。そして，クライアントの問題を知っているのにもかかわらず，一杯くらいなら問題ないと勧めてくる人もいるでしょう。悪意があるわけではなく，少

量でもクライアントにとっては有害であるという知識がない場合です。しかし残念ながら，悪意を持って問題飲酒者を妨害しようとしてくる人もいます。

　社会的プレッシャーが間接的な形で現れる場合もあります。たとえば，エマニュエルさんの友人のほとんどはよくお酒を飲む人たちだとすると，断酒中のエマニュエルさんと付き合うのを嫌がるかもしれません。その結果エマニュエルさんはトランプや釣り旅行，テレビでの野球観戦などに招待されなくなるかもしれません。一緒に酒を飲まないのならもうグループには交わらないでほしい，というのがここでの隠れたメッセージです。だからこそ，社会・娯楽に関するカウンセリングは治療の初期で始めることが大切です。新しい友人や楽しみをクライアントに探してもらうためです。そうしなければ，昔の飲酒友達との付き合いを再開してしまい，知らず知らずのうちに飲酒危険度の高い状況に自身を置いてしまう可能性があります。

　クライアントの断酒に対する努力を損なわせるのは友人だけではありません。それが飲酒者の配偶者やパートナーである場合もあります。妻のレネーさんと一緒に初回のセッションにやってきたヘンリー氏もこのケースでした。ヘンリーさんは飲酒のせいで数多くの深刻な問題に直面してきました。飲酒のコントロールに過去3回も失敗したにもかかわらず彼はジスルフィラム服用に猛反対していました。

　二度目の予約に夫婦で訪れた時，ヘンリーさんはアンタビュースを服用してみたいと言いました。どう考えてもアルコールから離れるのは難しいと考えたのだそうです。驚いたことに，アンタビュースを服用したいというヘンリーさんの決断に突然レネーさんが反対しました。そして，潜在的な副作用や健康障害に関するさまざまな不安を挙げはじめました。そして最後に，ヘンリーさんには「ふつうの」夫になってもらって，土曜の夜にはディナーやバー，時にはダンスなどに連れて行ってほしいのだと言いました。数杯のお酒を飲んでリラックスできないのなら出かけても楽しくないと文句を言いました。もちろんセラピストは，治療のこの初期段階ではできるはずのないことを夫に期待することによって妻が彼を難しい状況においているということを指摘しました。このケースでは，夫婦関係に対してレネーさんがためらいを持っていることが後日のセッションで明らかになりました。

上記の例から，飲酒者を取り巻く社会環境からのプレッシャーが間接的であれ直接的であれ断酒を続ける障害になるということが分かります。つまるところ，飲酒を止めるという決断を友人や家族に伝えて彼らの支援を得ることが飲酒拒否トレーニングの最初の段階なのです。実際の飲酒拒否スキルをクライアントに教え，罪悪感を持つことなく断固としてプレッシャーを回避する練習を行うことが次に重要な要素であり，この後紹介していきます。

●飲酒危険度の高い状況を再確認する

飲酒拒否トレーニングの2段階目では飲酒危険度の高い状況の再確認を行います。初めに，それぞれの飲酒行為に関する機能分析を参照します。クライアントに飲酒の外的引き金――つまり，飲酒状況に付随しがちな環境的要素を――について検証してもらいます。さらに，スリップが起こりそうな状況を5個から10個考えてもらいます。治療を開始する前に飲んでいた場所を10カ所挙げてもらうなどするとやりやすいかもしれません。そのように促しても，飲酒の誘惑がありそうな将来的な状況を考え付かないと言うクライアントもまれにいます。それでもしっかりと考えれば一つや二つは思いつくはずです。こういったクライアントに対しては他の人の例を紹介すると良いでしょう。これまでのクライアントの例を記した索引カードを準備しておいてクライアントに渡すセラピストもいます。受け取ったクライアントはカードをめくっていって自分にも関連しそうな状況が記されたカードを抜き出します。これは後に続くロールプレイの枠組みにもなります。索引カードに記載する飲酒危険度の高い状況の例を以下に挙げます。

1. あなたとあなたの奥さんは友人たちと一緒に素敵なレストランにディナーに行きました。ウェイターが料理の前にドリンクの注文を取りに来ました。あなた以外は全員アルコールを頼みました。
2. 会社のクリスマス会に参加しました。あなたの飲酒問題を知らない上司がアルコールの入ったグラスを2つ手に持って近づいてきました。そして，友好的に挨拶をしながら片方のグラスをあなたに渡してきました。
3. 結婚式に招待されました。披露宴で新婦の母親が，あまり飲みたくない

というあなたにシャンパンのグラスを押し付けてきました。一杯くらい大丈夫，新婚夫婦の幸せを祈って乾杯してやって，と言われました。

4. あなたは毎日同じ人たちと乗り合わせて仕事に行きます。金曜日には帰宅途中にビールを12缶買って車の中で皆で飲みます。同僚の一人が缶を開けてあなたに渡してきました。全員あなたが断酒していることを知っています。

5. 職場で問題が起こり，上司に不公平な扱いをされました。あなたがとても苛立っているのに気づいた同僚がこう言いました。「酒でも飲んで落ち着けよ。もうすぐ5時だし，ブロックスに飲みに行こう」。

6. パーティーに参加したものの，あなたは居心地が良くありません。他の人たちは楽しそうですが，緊張しているあなたは場違いな気がしています。友達がやってきて，もっとくつろぐようにと言いました。キッチンの方を指して「ほら。キッチンのテーブルにウイスキーとワインがあるし，ビールは冷蔵庫よ」と勧めてきました。

7. 何年も会っていない友人がある夜，突然自宅にやってきました。再開を祝おうとビールを6缶手にしています。もう酒は止めたと伝えましたが，昔のよしみで一杯くらい飲めと言って聞いてくれません。

8. 付き合い始めたばかりの彼氏が彼の両親の家での夕食に誘ってくれました。あなたが飲酒問題の治療中であることを彼は知りません。彼のお母さんが夕食時にワインを出してきて，何も聞かずにあなたのグラスにもワインを注ぎました。

9. あなたは彼女にキスをし愛撫しています。彼女と性的な関係になりたいと思っていますが，突然，できないんじゃないかという不安に襲われました。シラフの状態でセックスをするのはとても久しぶりだからです。あなたの緊張に気づいた彼女がお酒を勧めてきました。

　これらの9つのシナリオはすべて過去のクライアントが飲酒危険度の高い状況として挙げたものです。これにさらに加えても構いませんし，まったく異なるやり方でクライアントを導いても構いません。飲酒危険度の高い状況が十分な数特定できたら，次はロールプレイを通して飲酒を断る練習をしていきます。

●断固として飲酒を拒否する

飲酒拒否トレーニングのこの部分は，Monti, Abrams, Kadden, Cooney（1989）の研究に大きく基づいています。われわれの経験によると，このスキルはステップ・バイ・ステップで学ぶのが最適です。クライアントや状況によって，以下のステップの一部もしくは全部を使ってください。

1. 「ありがとう，でも結構です」と言う。
2. ボディーランゲージに気をつける。
3. 代替案を出す。
4. 話題を変える。
5. 攻撃者に対立する。

断固とした飲酒拒否の最初のガイドラインは性質としては基本的なものですが，練習が容易ではありません。「飲酒を勧められたらノーと言う」ことです。まずは飲酒のせいで生じたネガティブな影響をクライアントに思い出してもらうのが最も成功しやすい方法です。それから，飲酒を止めてから得たポジティブな利点を頭の中で描いてもらいます。「ノー」という根拠は断酒のポジティブな体験であるべきだからです。

相手が他人やちょっとした知り合いならクライアントは飲酒を拒否する理由を説明する必要はありません。「ありがとう，でも結構です」だけで十分なはずです。お酒を断る人はたくさんいますし，問題のない飲酒者であれば飲酒拒否の理由を説明する義務感を感じることは決してありません。これを聞くと多くのクライアントは驚くものです。お酒を断るなどという不自然な行為を説明しなければならないという義務感を感じているからです。そのため，「ありがとう，でも結構です。お酒はもう止めたんです」と言うほうがやりやすいと感じるクライアントもいます。とにかくポジティブで断固とした形であればどんな言い方でも構いません。

身近な友人や家族の場合はおそらく説明を求めてくるため，アルコール飲料を勧められた時に断るのが多少困難かもしれません。そんな時，「今はい

らない，また後で」とか「今日はいいよ。お腹の調子が悪いから」「薬を飲んでいるから今はやめておこうかな」などといった偽りの弁解をしてしまいがちです。このような言い訳をしてしまうと近い将来またアルコールを勧められてしまうため危険です。問題に真正面から向き合おうとしている真剣なクライアントの多くは，最終的に公共の場を避けるようになります。

　断固とした飲酒拒否の2つ目のステップでは自分のボディーランゲージを意識することを教えます。飲酒をしないというしっかりとした決意は，言葉とボディーランゲージの両方で伝えなくてはなりません。汗をかいていたり，言葉に詰まったり，神経質な様子だったり，相手の目を見ないといったボディーランゲージに攻撃者が気づくと，クライアントの決意は決定的ではないと捉えられてしまいます。言葉以外の行動が伴った自信に満ちた力強い「ノー」という言葉こそが説得力を持つのです。

　断固とした飲酒拒否の3つ目のテクニックは代替案を出すことです。たとえば，「ありがとう，でも結構です。お酒は飲まないんですが，コーヒーなら」といったふうに。クライアントには十分な量の代替案を持っておいてもらうようにし，ロールプレイでそれらを流暢に使う練習をしておきます。飲酒拒否の4つ目の効果的な方法はアルコールや飲み物以外の話題に転換することです。天気や共通の友人，スポーツといった関係のない話題を持ち掛けるのです。

　ここまでで紹介した4つの飲酒拒否ガイドラインをそれぞれ取り入れる方法を以下の会話で描写します。これらの手順を行う「正しい」順序はありません。その時々で使いやすい，効果的なものを使えば良いのです。

セラピスト：デールさん。では私があなたにお酒を勧める攻撃者の役をします。状況を設定しましょう。私はあなたの上司です。職場の人を自宅に招いてパーティーをしています。キッチンにはいろいろなお酒を用意しています。一緒に飲もうとあなたを誘います。そこで，今学んだ方法を使ってお酒の勧めを断ってください。

クライアント：相手が上司だと放っておいてくれというわけにもいかないし難しいですね。でも分かりました。やってみます。

セラピスト［上司役］：デール，パーティーに来てくれて嬉しいよ。ほら，ビー

ルをどうぞ。今日のパーティーのために輸入ビールを買っておいたんだ。美味いしよく冷えてるよ。
クライアント：いえ，結構です。裏にデッキがあるのを見かけたんですが。ご自身で建てられたんですか？
セラピスト［上司役］：ほらビールを持って。デッキを近くで見せてあげよう。
クライアント：ビールは結構ですが，冷たいソーダなら。ところで，あのデッキはレッドウッドでできているんですか，それとも塗料の色でそう見えるのかな。
セラピスト：良いできですよ，デールさん。信念を押し通しましたね。話題を変えて，それでも私が諦めなかった際にはソーダを頼むことではっきりと意思を伝えられました。それからデッキの話題に戻しましたね。会話の間中はっきりとした決意が見られました。素晴らしかったです。

> 注）このクライアントは飲酒拒否の最初の4つの方法を使いました。「結構です」とはっきりとした態度で言い，代わりにソーダを提案し，話題を変えました。これらの方法は，クライアントの好みや攻撃者の粘り強さによって，すべて使っても一部だけ使っても構いません。

しかし残念ながら，最初の4つの方法だけではアルコールを勧めてくる人を撃退できない場合もあります。そのような場合にはより強い姿勢で臨まなくてはなりません。最後の手段は攻撃者との対立です。この方法を使う場合，クライアントが飲酒することがなぜ攻撃者にとってそう重要なのかを尋ねることになります。

1. 「お酒は飲まないと何度も言ったのに，ずっと飲めと勧めてくるね。よく分からないな。なぜ僕にそう飲ませたいんだ？」
2. 「お酒はいらない。その言葉の何が理解できないの？　なぜ何度も勧めてくるの？」

クライアントには自分の行動を正当化する必要などありません。攻撃者に

対立することによって，相手との形勢が逆転します。これで「押し付けてくる人」を効果的に止めることができる場合がほとんどです。しかしクライアントは反撃にも備えておかなくてはなりませんし，場合によっては友人を一時的に失うことになるかもしれません。

　断固とした形で飲酒を拒否するさまざまな方法を紹介しました。しかし，自信を持って使えそうな方法を見つけたとしても，やはりアルコールを断ることに罪悪感を持つ人も中にはいます。「ふつうの人」らしくお酒を飲めない自分を出来損ないのように思ってしまうのです。また，友人の気持ちを傷つけている，期待に添えていないなどと感じてしまうせいで難しくなる場合もあります。自分にはお酒を飲まない権利があるとクライアントが思えるようになればこのような感情は弱体化します。断酒が長くなり生活の新たな分野で正の強化を受け取ることが増えると，罪悪感も消えていくでしょう。

● **ネガティブな思考を再構成する**

　飲酒拒否トレーニングの最後の要素は，クライアントの誤った思考パターンを検証する認知的プロセスです。このプロセスの本質は，クライアント自身の中で飲酒の誘惑が生じたときに自分自身に対して「ノー」と言うことを教えることです。

　飲酒行動に関するCRA機能分析（第2章，別表2.A）を再び参照し，今回はクライアントの内的引き金に注目してください。覚えていると思いますが，内的引き金とは飲酒につながる思考や感情です。認知再構成では，飲酒行動に付随する思考それぞれに立ち向かってもらいます。その思考の根拠を検証し，代わりに飲酒を伴わないポジティブな思考に置き換えるのです。「2つの欄」を使った練習が効果的です。まず1つ目の欄に自己破壊的な事柄を記入してもらい，2つ目の欄にポジティブな反対意見を記入してもらいます。そして，それぞれの意見の現実性について話し合います。昔のネガティブな飲酒につながる思考を新しいポジティブなものと置き換える方法を説明してください。そして新しい思考を何度か繰り返してもらいます。この思考の置き換えを練習する中で，ポジティブな思考に自動的に伴われる新しい感情を想像してもらうようにしましょう。このテクニックを以下に簡単に紹介しま

す。

セラピスト：バーバラさん，用紙に記入していただいた飲酒の引き金の一つはこのようなものでした。「最悪の1日だった。リラックスするためにお酒でも飲まなきゃやってられない」。今これを見ると，自分でお酒を飲むように仕向けているのが分かりますね。リラックスするために「本当に」お酒が必要ですか？　最悪の気分でリラックスするためにお酒が必要だと思っているときに，何か違う言葉を自分にかけてあげられないでしょうか？

クライアント：そうですね，「なんて最悪な日なの！　今夜はアイスクリームを食べちゃおう！」とか。

セラピスト：良いですね。リラックスするためにお酒が必要だという思考に立ち向かうことができています。実際にアイスクリームを食べることができたらどう感じるでしょうか？

クライアント：きっと良い気分だと思います。最初は難しいかもしれませんが，寝る頃には自分を褒めてあげられると思います。

セラピスト：リラックスするための飲酒以外の行動を，あなたならきっとたくさん考え出せると思います。でもまず，最初にお酒を飲むことを考え始めたときの実際の思考についてもう一度考えてみましょう。つらい日に，すぐにその場で気分を改善することができるような，優しく支援的な言葉を自分にかけるとしたらどんなものになるでしょうか？

> 注）ここでセラピストは，クライアントが自分に自信を持てるようなポジティブな思考という無形の「報酬」を探しています。こういった強化子の効果は即効性があり，より一般化しやすいものです。

クライアント：そうですね。ええと。「気分を良くするためにアルコールは必要ない。せっかくお酒なしでも上手くいっているのに今台無しにすることはない。最悪の1日だったからってどうってことはないわ。だって明日は確実に2つは良いことがあるって分かっているんだから」。

セラピスト：今の言葉には優しい言葉に溢れ，なぜアルコールが不要かという良い理由が含まれていましたね。その言葉を実際に自分自身にかける

ことを想像するとどんな気分ですか？
クライアント：すごく良い気分でしょうね，きっと。

　認知再構成にはたくさんの練習が必要です。セッションの中で複数のネガティブな飲酒に関連する思考に挑戦する練習をしてもらい，この先の1週間の誘惑に備えてください。クライアントには，新しいポジティブな思考から生じる感情に注意を払うことを忘れないよう指示しましょう。結果は次のセッションで確認してください。

　本章では主要なスキルトレーニング・プログラムを3つご紹介しました。コミュニケーションスキル，問題解決，飲酒拒否です。アルコール乱用者の多くにはこれらのスキルプログラムを組み合わせて使う必要があります。それぞれの治療計画を確認する中で必要なものが明らかになるでしょう。カウンセリングの目標用紙の「介入策」の欄に必要なトレーニングプログラムを記入しておき，それを行う期間も明示しておくこと。次の章では，「介入策」欄に記入することのできるさらなるスキル構築プログラムを紹介します。

別表 6.A 問題解決アプローチの黒板表記例

問題を明確にする
- 眠れない
- 思考が止まらない
- リラックスできない

関連問題
- カフェイン(コーラ,コーヒー)
- ニコチン(煙草)
- 夜じゅうテレビの前に座っている

ブレーンストーミング
- 寝付きを良くするお茶
- 散歩
- 夜の煙草を減らす
- 夜のコーヒーを減らす
- 寝る前の熱いお風呂
- 読書
- リラクゼーションCD
- 瞑想
- 飲酒
- バリウム
- 静かな音楽

解決策
- 寝付きを良くするお茶(週5回)
- 夜のコーヒーを止める(週5回)
- 夕食後の煙草は8本にする(週5回)

第7章

さらなる CRA テクニック

　コミュニティ強化アプローチの目指すところは，クライアントの不適切な飲酒行動を新しい適切な対処方法とタイミング良く置き換えることです。本章ではその目標の達成のために CRA セラピストらが行っている数々のテクニックを見ていきます。これらのテクニックは通常，問題解決やコミュニケーションスキル・トレーニング等ここまでに説明した他のプロセスと組み合わせて使われています。しかし，アルコール乱用者であるクライアントが無職の場合はどれほど優れたテクニックや対処方法であっても上手く成功に達することができないと CRA セラピストは考えます。

就業カウンセリング

●目　　的

　雇用と収入の安定は日々の生活において非常に重要な側面です。良い仕事は多くの強化子の源になります。自信の向上，刺激的なチャレンジ，上司からの賞賛，同僚との楽しいやり取り，そして金銭的報酬（基本的には給料と昇給）です。またお金によって，家や車，娯楽といったたくさんの物質的強化子に恵まれます。さらに，安定した職のもう一つの利点は，日常に及ぼす影響のおかげで過度の飲酒や薬物使用の抑止力になることです。つまり，とくにアルコール乱用者のクライアントに職があることが利益になる理由は多数あるということです。

●概　　要

　CRA の就業カウンセリングプログラムでは秩序だったステップ・バイ・ス

テップのアプローチを用いて，満足のいく職に継続的に就いてもらうためのサポートをしています。トレーニングは Azrin と Besalel による『Job Club Counselor's Manual』(1980) に大きく基づいています。この本では各手順を注意深く紹介しており，どのようなクライアントやプログラムのニーズにも適応させられるよう改編が可能な素晴らしいワークシートが付属しています。このアプローチの基礎的な前提は，見つけるべき仕事がフルタイムのものであるということです。

　『Job Club Counselor's Manual』はクラブやグループ形式で使用するための構成になっています。残念ながら，現在の治療プログラムの多くには Job Finding Club（求職クラブ）に似たものもなければフルタイムの仕事を探すための情報源もありません。求人プロセスの基礎をすべてのセラピストが熟知していることは必要不可欠です。以下のガイドラインは一対一の形式で使用できるよう改善したものです。

● 履歴書の作成

　仕事を探す過程で重要な最初のステップはしっかりとした履歴書を作ることです。履歴書の真の目的は，応募者が面接の機会を獲得できるだけの十分好ましい印象を作り上げることです。これを考慮すると，現在飲酒や薬物使用のせいでクライアントが一時的に無職だとしても，職と職のブランクが大きすぎないようにすることです。ブランクの時期については，自営であったとか，キャリア目標を見直していたなどと記載すべきです。面接の予約が取れたら，困難な時期の性質や問題の解決法についてより詳しく説明します。

　履歴書に含むべき情報を決めるために，これまでのすべての職と訓練についてクライアントと話し合ってください。クライアントがうっかり特定のスキルを見落としてしまったり，取るに足りないことだと考えて言及しないということは多々あります。ですから，以前の仕事内容は極めて詳細に描写してもらい，それに伴う「すべての」スキルを書き出しましょう。また，忍耐力，忠誠心，根気といったポジティブな個性についても履歴書に書くべきとクライアントに伝えてください。このような個性を浮かび上がらせるためにできるエクササイズは，同僚が自分のことをなんと言ってくれるかを想像し

ロールプレイすることです。

　また，履歴書は丁寧に作成し，添付するためのカバーレターも作成しましょう。これらを作成するための実用的なフォームは『Job Club Counselor's Manual』（Azrin & Besalel, 1980）に掲載されています。また，最近は履歴書の作成に役立つパソコンソフトもあります。

●再発の危険が高い仕事を避ける

　この時点でセラピストには過去にクライアントがどのような仕事に就いていたか十分な知識があります。まだ話題に出ていないようなら，それぞれの職務における再発の可能性について話し合いましょう。セラピストの目標はクライアントを危険度の高い仕事から遠ざけることです。ここでも機能分析が参考になります。馴染みのある仕事のほうが多くのお金を稼げる場合が多いというのは事実ですが，職務によっては飲酒につながりやすいという過去があります。それでもやはり仕事を探し始めたばかりのクライアントはそういった種類の職に興味を示します。その分野であればまた職を獲得できるという自信があるからです。分野を変えるというのは最初は怖いことかもしれませんが，断酒を継続するためにはそれが唯一の方法である場合も多いものです。

●応募用紙に記入する

　次に，応募のための書類に正しく記入するのに必要なスキルを教えます。この課題の要素の一つは，クライアントが自分自身をできるだけ良く見せることができるよう，難しい質問にもそつなく対応する方法を説明することです。そのためには空欄を残さなくてはならない場合もあります。たとえば，薬物やアルコール問題があるかどうか率直に尋ねる質問があったとします。このような不利な質問は飛ばしておいて，雇用者と直接話す機会に話し合うことをお勧めします。そうすることで，現在治療を受けているので問題はない，ということをクライアントは直接説明することが可能になります。素直に「問題があります」と答えてしまうと，面接の機会は十中八九与えられないでしょう。現在の成功を説明するチャンスが失われてしまいます。

　可能であれば地域の雇用者の応募用紙をたくさん集め，いろいろな質問に

クライアントが答えられるよう練習し，フィードバックを提供します。パソコンで作成しても良いのか，丁寧に自筆で書くべきかといった基本事項も確認するようにしましょう。あまりに読みづらいため，応募用紙が雇用者に読んでもらえないということが多々あります。また，きちんと作成された応募用紙は応募者の良い第一印象にもなります。

●求人情報

　良い履歴書ができあがり，応募用紙の記入も上達したら，次のステップは求人情報を得ることです。お勧めの方法は，まず求人情報のリストを作り，そして連絡先などのすべての情報を文書にするという系統だったやり方です。しかし，この計画的な方法を忠実に行うのをクライアントが嫌がるのはよく見られます。彼らは「とにかく出かけてみて」その時々でみつかったものに衝動的に対応しようとするのです。このやり方には２つの問題があります。(1)面接の準備をする時間がない，(2)クライアントの治療と再発の可能性に関するその職の妥当性について話す機会が持てない。

　求人情報を得るのには数日かかります。口コミで求人がなされている場合も多いため，家族や友人に就職のチャンスがないかどうか尋ねるというのも一つのやり方です。また，以前の雇用主や同僚から情報が得られる場合もあります。さらに，イエローページなどの電話帳を使っても良いでしょう。その場合，特定の職だけを探してリストを見るのではなく，その他の関連分野にも目を向けてもらいましょう。たとえば，材木屋の営業職を探しているクライアントがいるとします。そのクライアントには，イエローページの材木屋の欄だけでなく材木卸業者や材木工場，材木処理業者の欄も見てもらいます。こうすることで，興味のある特定の分野における就職の可能性の幅が広がります。クライアントは次に，可能性のある就職先すべてを一覧にした求人情報用紙を作ります。その用紙には，企業名，電話をかけた日付，人事担当者の名前，電話番号，住所，そして電話をした結果を記入しておきます。記録用紙には二度目，三度目の電話を書き込む欄も作っておくと，プロセスの一部として必ずフォローアップの電話をすることになります。また，イエローページだけでなく，新聞の求人情報や職業紹介所の求人張り紙なども求

人情報探しに役立ちます。クライアントには，電話や問い合わせを始める前に少なくとも 10 社の求人情報を探してもらいます。

● 電話スキル・トレーニング

すべての会社に手紙を書いたり訪問したりするのには時間と費用がかかるため，求職者には面接を取り付けるために電話を活用してもらいます。しかし電話をかける前に，簡潔でポジティブな形でコミュニケーションをするための訓練が必要です。以下の形式をお勧めします。

1. 自己紹介をする。
2. 部署の部長，もしくは雇用担当者の名前を尋ねる。
3. その人に名前を言って挨拶し，自己紹介をする。
4. 自分の資格を簡潔に伝える。
5. 面接を依頼する。
6. 該当の職務に対する面接が取り付けられなければ，後日求人が出た際の面接について尋ねる。
7. その依頼も拒否された場合，同地域での他の求人がないかを尋ねる。
8. その求人に申し込む際，相手の名前を伝えても良いか尋ねる。
9. 将来的な求人について問い合わせるのはいつ頃が良いか尋ねる。

面接を申し込むための電話プロセスをクライアントが習得するまで 9 ステップすべてをロールプレイで練習してください。

● 面接のリハーサル

クライアントが初めて実際の面接を取り付けたとします。時間厳守，ふさわしい服装，清潔感などの大切さについて話し合い，準備を手伝ってください。また，交通手段も確保できているかどうか確認してください。そして，行動リハーサルを介した面接スキルの改善に力を注いでください。『Job Club Counselor's Manual』では面接でありがちな質問や適切な答えの優れた例が多数紹介されています（Azrin & Besalel, 1980, 別表 42）。だんだん

難易度の上がっていく一連のロールプレイを練習してください。これによってクライアントは，将来雇用主になるかもしれない相手から尋ねられる広汎な質問に対応することができるようになります。また，クライアントに自信を付けさせることがこのプロセスの最も重要な成果の一つでもあるので，機会があるたびに正の強化を行いましょう。

　職探しは困難であると同時にもどかしくもあります。クライアントには拒否されることに対しても心の準備をしてもらいましょう。この起こりうる事態に備えておくことによって，落胆しすぎて意欲をなくしてしまうことを防ぎます。職を獲得「できない」ことも求職過程の一部だと知っておいてもらうことです。これもまた解決の必要な問題の一例だということを思い出してもらいましょう。

●**職を維持する方法を学ぶ**

　飲酒問題の治療を受けている人々の多くにとっては，仕事を見つけるよりも維持することのほうが困難です。ですから，一旦職に就いたからといって終わりではないのです。そのクライアントの過去の仕事上の問題を調べてください。過去に仕事で生じた問題と，新しい仕事で予測される問題をリストに挙げてもらうというエクササイズは有効な方法の一つです。

　次にこれらの問題の危険信号について話し合います。たとえば，上司や他の社員との関係は必ず確認します。職務中の飲酒や遅刻，病欠の乱用などがくびになった原因ではなかったか調べてください。情緒面の問題やアルコールへの執着が失業の原因ではなかったか？　つまり，仕事関連の問題につながる内的および外的「引き金」を突き止めるのです。

　生じる可能性のあるすべての問題とその前兆がリスト化できたら，第6章で実演した問題解決の介入策を用いて前向きな解決策を見つけてください。そして，記載した問題の反対の欄に，すべての潜在的な解決策を記入します。その中から複数の解決策に挑戦するとクライアントに約束してもらいます。コミュニケーションの困難さがかかわる問題がある場合はロールプレイを行ってください。職場での成果について，毎週，ポジティブなこともネガティブなこともクライアントに確認してください。

本章の残りの部分では基本的な行動スキル・トレーニングの補助となるさらに5つのCRA手順をご紹介します。

解決志向

　さまざまな異なる理論的志向性から，セラピストが「最近調子はどうですか？」とか「今日は何から始めましょうか？」などといった一般的な質問でセッションを開始するのは全然不自然なことではありません。しかし，効果の面と過去の成功例から，CRAのセラピストはこういった冒頭の言葉を避けるようにしています。CRAセラピストには，具体的かつ大切な問題の解決策に関する話し合いを早く始めたいという熱い思いがあるからです。冒頭の言葉は，確定済みの目標や宿題などに関する場合がほとんどです。たとえば，「新しい社交クラブに行ってみる機会はありましたか？」「前回お会いして以来，飲酒拒否スキルの練習をしましたか？」などと尋ねます。セッションの時間は新しいプロセスの説明や練習，また，クライアントが前のプロセスを正しく適用しなかった理由の確認といった課題に使うべきです。最終的な目標は，今後さまざまな問題に使用することのできる問題解決方法をクライアントに提供することです。つまり，セラピーは常に問題中心でなく解決策中心でなくてはならないということですが，クライアントへの共感を犠牲にすることがあってはいけません。

　以下の会話においてセラピストはセッションの開始時に問題志向から『解決志向』へとクライアントを誘導しています。セラピストは以下のポイントを取り上げるよう訓練を受けています。

1. 宿題，治療の目標に向けた前進について尋ねる。
2. 成功であれ失敗であれ，生じた変化の理由をクライアントが理解していることを確認する。
3. クライアントの努力を強化する。
4. 適切な共感を示す。
5. 問題そのものの内容にこだわるのではなく，新たな問題の解決に向

　　　　けて行動を起こす。
　　6．過去に効果のあった解決策を見つけるため，そのクライアントのここ最近の同様の問題を探す。
　　7．残りの課題に対応するために，問題解決やその他の手順を使う。

セラピスト：アンさん，この1週間で治療の目標に向かった前進がありましたか？
クライアント：そうですね，断酒はできていました。でも聞いてくださいよ，上司が本当にひどいんです。いつも私のことばかりいびるんです。他の人は私の半分も仕事をしていないのに何をしても許されるのに。でももし私がちょっとでもミスをしたらこっぴどく叱られるんです。
セラピスト：そうですか。では上司については後でお伺いしますね。それよりもまず，今回も断酒を続けられたことにお祝いを言わせてください。素晴らしい成果ですよ。そのことをないがしろにしてはいけません！
　　この1週間断酒を続けるという目標に最も役立ったのは何でしたか？
クライアント：分かりません。今週は楽にできました。ジョンがすごく助けてくれるんです。この間から始めた夫婦セッションのおかげかもしれません。
セラピスト：きっとそうですよ。あなたがどれほど努力されているかがご主人にも伝わったことと，お互いにコミュニケーションが上手く取れるようになったのでしょう。夫婦セッションを続けられたほうが良いということですね。

　　注）新たに生じた問題は致命的なものではなさそうなので，まずは進展について確認することにしました。クライアントの達成を強化し，そしてなぜこの1週間は断酒が楽だったのかその理由をアンさんが理解していることを確認しています。問題が致命的な場合はこの過程をセッションの後半で行うと良いでしょう。

セラピスト：では，上司との問題に対して問題解決をやってみましょうか？

　　　　　その人のせいでだいぶ苛立ちを感じているようですね。
クライアント：我慢ができません。上司は本当に能無しなんです。オーナーの親戚だから仕事をもらえているだけだわ，きっと。
セラピスト：アンさん，とても腹を立てているようですし，きっとそれだけの原因があるのでしょう。では実際に行動を起こして，その問題を解決するにはどうすれば良いかに集中してみましょう。私たちにはあなたの上司を変えることはできません。でも，問題解決を行えば，もっと上手く彼に対応するための方法が見つかるかもしれません。前にいつもあなたを困らせていたというお兄さんに対する対処が成功したときのことを思い出すと何か良い案が浮かぶかもしれませんね。
クライアント：そうですね。分かりました。でも本当にムカつく上司なんです。

　セラピストはもちろんアンさんの気持ちを理解してあげたいと思っていますが，非生産的な愚痴を言うために過剰な時間を使いたくはありません。アンさんの心配事が不当だというわけではありませんが，目標は問題にこだわり続けるのではなく，それを解決する方向へとクライアントを導くことです。ここでクライアントは，彼女が以前お兄さんに関する似たような問題を解決したことがあることを思い出させました。その際成功した解決策を再確認し，可能であれば今の問題に適用します。過去の解決策を改変するにせよ，まったく新しい解決策を生み出すにせよセラピストは必ず問題解決の手順に従います。

促進のルール

　はじめは治療の目標設定に消極的であったり，それが不可能なクライアントに出会う場合もあるでしょう。クライアントが何も対策を講じようとしなかったり，治療から何を得たいかが不明瞭だったりする場合です。『促進のルール』には，対策を講じようとしないクライアントや煮え切らないクライアントに具体的なセラピーの目標作成の過程に関与するよう促がす機能があります。
　拒絶的なクライアントに対する促進のルールの使い方を以下に示します。

第 7 章　さらなる CRA テクニック　｜　145

　セラピストはまず，強制選択の質問形式を用いて何か反応を引き出そうと試みます。それからより参考になる答えにまとめます。通常のセラピーではこの例ほど系統的にセラピストが質問することはありません。よほど極端なケースであればこの形を取ると良いでしょう。

セラピスト：ジョアンさん，カウンセリングの目標用紙によると，アルコールに関連しない新しい行動を加えることによって社会生活を改善されたいと思われていますね。たとえばどんな行動が思い浮かびますか？
クライアント：［しばらく無言で］分かりません。
セラピスト：選択肢を考えるのが難しいようですね。お手伝いしましょうか？
クライアント：どちらでも。

　　注）この時点では，クライアントにもっとかかわってもらうためにすこし具体的な事柄を提案してみます。

セラピスト：機能分析では確か週末にガーデニングをするのが楽しいと書かれていたと思います。それをもっと社会的な行動にするというのはどうでしょう？
クライアント：分かりません。あまりやりたくないかも。

　　注）このような状況では選択形式を用いると有効です。

セラピスト：初めてやってみると難しいですよね？　ではいくつか選択肢を挙げてみますね。次の中ならどれがいちばんやってみたいですか？ ガーデニングを社会的行動にする方法を見つける，ハイキングのグループに参加する，陶芸教室に入る，公共プールで泳ぐ。
クライアント：どうでしょうねえ。

　　注）まだ難しいようなら選択肢を 2 つずつ与えるようにしてみましょう。

セラピスト：では，2つのうちどちらが良いか決めてみましょうか？　ジョアンさん，ガーデニングとハイキングのどちらかを社会的行動に加えるとしたらどちらが良いですか？
クライアント：でもガーデニングを社会的行動にするなんてどうしたらいいか分かりませんし。

> 注）ここでクライアントは片方の行動に対する興味を少し示しました。この選択が現実的なものであるということをセラピストが強調すると，ここから詳細な問題解決を行うことが可能になります。

『促進のルール』によってクライアントに治療に対する責任を受け入れてもらうことができ，結果それがクライアントのモチベーションにつながります。『促進のルール』をなんどかやってみた後もクライアントがまったく治療に対して意欲を示さないような場合は，クライアントの拒絶について直接調査するか，もしくは最終手段として『モチベーションの逆転』（p.148）を使います。前述のとおり，『促進のルール』はクライアント自身に考えさせるのではなく選択を迫るやり方なので，一般的なセラピーの取り組みとして推奨されるものではありません。CRAではこの方法を極端な例においてのみ，時間をかけすぎずにセラピーを前進させることを目的として使用します。

時間トレーニング

昔飲酒をしていた「たまり場」に戻らないようクライアントを抑止することは困難ですが，ほとんどのケースにおいて必要です。こういった環境における飲酒の外的引き金はあまりにも強力です。にもかかわらず，時としてクライアントは自分自身を馴染みある飲酒環境に置いてしまうことがあります。過度な飲酒のパターンの一つとして知られているのは，ハイリスクな環境に長時間身を置くことをクライアント自ら選択してしまうことです。ですから，問題飲酒者がアルコール摂取のきかっけ（キュー）にさらされる時間を減らすことが当然理に適ってきます。『時間トレーニング』は，アルコー

ル関連の行動や環境にかかわる時間を減らすために設計されたものです。

　バーや友人宅など，自宅外における飲酒行動の最も一般的な場所を特定することから始めます。次に，その場所で通常過ごすだいたいの時間の長さを尋ねます。本当はその行動を完全に止めてしまうことが好ましいのですが，時間を制限することを選ぶクライアントもいます。後者の場合，『時間トレーニング』ではクライアントにその場所に自分がいるところを想像してもらい，そろそろ去る時間がきたと仮定してもらいます。帰るという旨を周囲に伝える練習を実際に行い，そうすることの利点を確認します。現場での訓練も行うとよりためになります。可能であれば，ジスルフィラム服用時に支援者がいる場で行うほうが良いでしょう。そうすることで失敗を経験する可能性を減らし，このアクティビティを上手く達成するための社会的強化（ソーシャル・リインフォースメント）の可能性を高めることができるでしょう。

　このトレーニングの2つ目の段階は飲酒の要素もあるけれど同時にポジティブな非飲酒行動も多数存在する環境で過ごす時間を減らすことです。たとえばスポーツ，家族での外出等，主な目的ではないもののアルコールが存在する環境を指します。できればこれらの行動も，アルコールのかかわらない新しい生産的な行動に置き換えるべきです。しかしこれは多くの場合非現実的であるため，できるだけそこで過ごす時間を減らす方法を見つける手助けをしてください。

　ハイリスクな場にいながらアルコールのきっかけ（キュー）に触れる時間を減らす方法を示す会話は以下のようなものです。大切なのはその行動をとる際，事前に確固とした計画を作っておくことです。

セラピスト：メアリー・ルーさん，先ほど，日曜日に親戚の家での夕食に出かけるとおっしゃっていましたね。それは飲酒の危険が高い行動ではありませんか？
クライアント：はい，でもどうすれば？　義理の母の誕生日なんですよ。もし行かなかったら余計大変なことになります。
セラピスト：あまり長い時間いて飲酒したくならないよう，その場にいる時間を減らすことはできますか？　問題解決の手順を覚えていますか？

　　　　何か良い解決策があるでしょうか？
クライアント：何か方法がないか考えていたんです。食事が終わったらすぐに帰ることができるかもしれません。そうすれば飲酒の危険はほとんど避けられます。
セラピスト：どうやって実際にそれを行いますか？　なんと言うつもりですか？
クライアント：気分が良くないと言うか，用事があると言います。申し訳ないけれど行かなければならないって。
セラピスト：両方とも良い理由だと思います。どちらにしましょうか？
クライアント：じゃあ，やらなくてはいけないことがあると言うことにします。気分が悪いという嘘より言いやすいと思いますので。
セラピスト：分かりました。でも，予定したように食後すぐ帰ることの障害になりそうなことは？
クライアント：もう決心したので何もないと思います。前にもそうしたことがありましたが，夫のブルースと子どもたちがその後しばらくいてくれれば問題ありません。

　クライアントは，回避不可能でハイリスクな社交の場においてアルコールのきっかけ（キュー）に触れている時間を減らすための合理的な計画を考え出し，適用することができました。セラピストはただクライアントが計画と結果をきちんと検討できているかどうかの詳細を確認しただけです。このケースでは，お酒を飲むのはほとんど食後だということがメアリー・ルーさんには分かっていました。その危険な状況で過ごす時間をできるだけ少なくするというのが彼女の計画です。何をどう避けるべきかが分かっていたのです。次のセッションでセラピストは結果を尋ね，場合に応じて今後に備え計画を改変する手伝いをします。

モチベーションの逆転

　『モチベーションの逆転』は逆説的志向に非常に似たテクニックです。CRAでは，従順性が低く，前進していないことに対して無限に言い訳を重

ねるクライアントに対してこれを用います。クライアントに対する直接的かつあからさまな動機づけをすべて止めてしまうのです。そして，クライアントや，場合によっては大切な関係者（CO）に変化への全責任をそれとなく課します。そうするとモチベーションに興味深い変化が生じます。

　たとえば，新しいクライアントの妻が最近夫にジスルフィラムを渡していないと報告してきたとします。また，毎週の予約は必要ないと言い，セッションにも隔週でしか来ていません。セラピストはモチベーションの逆転を用いて，まず自分たちで治療計画を変更するという個人的な判断を表面上賞賛します。夫の前向きな変化を強調し，たくさんの時間を共に過ごしているのだから夫にとって何が最適かを妻は知っているはずだと伝えます。その後，夫婦の過去の問題について確認し，将来的にこれらの問題が生じた「時」にどのように対応するつもりかを尋ねます。セラピストが治療への関与の度合いを最小限に抑え始めると，助言や支援を失うことへの不安を示し始めるものです。自分たちだけで問題を解決するには時期尚早だと気付き，「見捨てられる」という考えに抵抗を示します。この時点でセラピーを継続するための基本的な条件を伝えます。

　この方法を使って効果を上げるために大切なことは，クライアントの問題をセラピストが熟知していることと，ある程度の関係が築けていることです。総合的な機能分析ができていれば前者に問題はありません。

　モチベーションの逆転の次の例を挙げます。裁判所の紹介を受けてやって来たこのクライアントは大幅な行動の変更をすべて拒否しています。このテクニックの重要な要素はその都度会話の中で紹介し，会話の最後に要点をまとめています。

セラピスト：ニックさん，こんにちは。今日の調子はどうですか？
クライアント：ええ，上々ですよ。
セラピスト：そうなんですか，驚きました。問題に取り組み始めて 5 週間になりますが，あまり変化が見られないものですから。
クライアント：セラピーに来てるじゃないですか。保護観察官に言われたことは全部やってますよ。ここに来るよう言われたから来ているでしょう。

セラピスト：あなたの保護観察官によると，職を見つけるといった他の提案には従っていないようですが。真面目に探してもいないでしょう。これは執行猶予の必須条件なんですよ。刑期は5年から6年になるんですよ，分かっていますか。それにローリーさんもまだ連れて来てくれませんね。

> 注）ここでセラピストは，クライアントがまだ仕事を探していないこと，奥さんをセッションに連れてきていないことを穏やかに指摘しました。そしてその影響，つまり刑務所行きの可能性にも触れています。

クライアント：刑務所には戻りたくないけど，とにかくここに来ていれば良いかと思って。だから来てるんですが。

セラピスト：宿題もやっていませんね。あなたがやっているのはただここに来ることだけです。足踏み状態ですよ。現時点ではあなたのセラピーは生産的ではありません。正直なところ，これからどうすればいいか私にも分かりません。今も同じ仲間と連れ立って，バーに行っていますね。

クライアント：でも飲んでませんよ。

セラピスト：そうですね，それは良いことです。でもあとどれくらいもつでしょうか。ニックさん，奇妙に思われるかもしれませんが，あなたのためにも私のためにも，セラピーを中止するほうが良いのではないかと私は考えています。

クライアント：え……どういうことですか？

セラピスト：セラピーが何も生み出していないと判断せざるをえないところまできてしまいました。あなたが自分のやりたいようにしかやらないことに私は違和感を持っているんです。保護観察官には私から手紙を書いて，私たちは十分な成果を挙げられていない，上手くいっていないと伝えておきます。後は保護観察官と相談してください。あなたのニーズには，あなたを上手く導いてくれるような違う形のセラピーが合っているのかもしれません。私たちではどうにもなりません。あなたが自分で計画を立てて自主的にやっていくことを許してくれるようなセラピストがきっと見つかりますよ。

クライアント：いや，でもそれはどうかな，だってここにきてこのプログラムを受けるように言われたし，AAミーティングには行きたくないし。
セラピスト：ニックさん，これ以上あなたを強制したくないんです。まだ変化を起こす時期ではないだけかもしれません。仕事を見つける，新しい友人を見つける，ローリーさんを連れて来てくれると最初に約束しましたね。でもどれもまだできていません。きっとあなたの言うとおりですよ，これらのことは重要じゃあないんでしょう。ですが，基本的な変化を起こしていないことで再発してしまうのを私は恐れているんです。ですから保護観察官に電話をして現状を伝えておきます。保護観察官と相談して別のプログラムか別のセラピストを決めてください。支援できていないのにあなたの治療を続けるというのは倫理的にできません。

> 注）セラピストはここで最後の手段としてモチベーションの逆転を用いています。前進していないことをクライアントのせいにしているだけではないという点に留意してください。私たちは上手くいっていない，と言うことで部分的責任をセラピストも負っています。そして，クライアントの「自主的な」やり方に合った新しいセラピストが見つかるでしょうという楽観主義を保っています。この時点で治療の責任はクライアントへと移行しました。

クライアント：別のプログラムに入りたいとは思っていません。ここが良いです。もう1カ月以上ここに通っています。なぜ今から別の所へ行けなんて言うんですか？　保護観察官にも電話しないでください。
セラピスト：だって何の成果も上がっていません。ただの時間稼ぎになってしまっています。
クライアント：まだ始めたばかりですから。酒だって飲んでないじゃないですか！

> 注）これは『モチベーションの逆転』への一般的な反応です。治療の全責任が自分に委譲されたことにクライアントは気づいたのです。彼は自分の「自由」を楽しんでいますが，その結果を受け入れる用意はできていません。

セラピスト：でもニックさん，ここであなたに求めていることはご存知でしょう。では，私とのセラピーを続けるために何をされるつもりか教えてください。仕事についてはどうですか？

> 注）セラピストは，この点について駆け引きする余地があると気づいています。セラピストは，いくらかの約束を取り付けるまでこの件を追求しようとしています。

クライアント：ええと……いや……その……今探しています。
セラピスト：給料が十分じゃないと言ってたくさんの仕事を断りましたね。仕事を持つことの大切さについてはすでにお話ししました。それに執行猶予の条件でもあります。就職プログラム（Job Finding Program）も拒否されました。自分でやるからと言って。では明日からでも就職プログラム（Job Finding Program）に参加してくれますか？　できますか？
クライアント：ええ，まあ，できます。やります。
セラピスト：分かりました。あと，今週中にローリーさんと一緒にセラピーに来てくれますね？
クライアント：そうしないといけないみたいですね。
セラピスト：いけないわけじゃありません。あなたの判断です。
クライアント：そうしたらこのプログラムに来続けても良いんですね？
セラピスト：そうです。これらを約束してくれるなら，状況を見直してみます。私もあなたのお手伝いを続けたいと思っています。でも時間稼ぎに使われて，セラピーに来ているという報告書を出すだけの人にはなりたくありません。現実問題として，もし断酒を続けられずに問題を起こさずにいられなかったら，最終的には刑務所に入ることになるんです。私はあなたやあなたの奥さんがそんな目に合うのを見たくはありません。
クライアント：わかりました，もっと頑張ります。

> 注）クライアントが新しいセラピストを探したいと思っていないことが明らかになった時点でセラピーを続けるための条件を示します。また，付随的な事

柄を提示するのもクライアントのモチベーションを高める方法の一つです。
　この種の対立はCRAでは一般的なやり方ではありませんが，時に使用する場合があります。CRAの対立の独特の面を覚えておいてください。

1. 相手を見下したり非難したりすることなく対立を実行する。クライアントが取った行動，とらなかった行動に焦点を当てるべきで，個人批判をしない。
2. クライアントの主な動機に結び付ける。刑務所を避ける。
3. 職に就く，夫婦セラピーを開始するというプログラムの条件にクライアントに従わせるよう誘導する。
4. セラピストが執行猶予の取り消しにつながる存在になるといった脅しは含まない。
5. チームとして上手くいっていない，と述べることによりセラピストは部分的責任を負う。
6. クライアントの拒絶を「自主性」とポジティブに言い換える。
7. 治療の責任をクライアントに再び委譲する。
8. 特定の治療条件にクライアントが従えばセラピーを続けても良いという付随的な事柄を示した。

　このテクニックを使う際に大切なのは，クライアントとの間にしっかりとした関係が築けていること，そしてセラピストがクライアントの強化子を心から理解していることです。セラピーを続けることでクライアントが報酬を得られないのならこのテクニックは上手くいきません。また，クライアントが選択をしなくてはならない場面では必ず介入が必要です。ほとんどの場合，新しいセラピストとの新しいプログラムを探すよりも最も無難な道を選択し，現在のセラピーに留まることを選ぶでしょう。
　『モチベーションの逆転』が従うべき基準の一つは，クライアントがセラピーに留まることを選ぶだろうという確信がある場合のみ使うということです。しかしそれでも，クライアントがセラピーを止める可能性があるということも忘れないでください。失敗が不可避な状況にクライアントを置いてし

まわないように。クライアントが中止を決めた場合，別のプログラムへの紹介に全力を注いでください

自立トレーニング

　CRA の目標の一つは，クライアントや夫婦が自分たち自身で将来的に問題を解決していくための基本的スキルを教えることです。『自立トレーニング』はそれらのスキルを日々の生活に取り入れる準備をクライアントにさせるための方法です。主にセッション中の行動リハーサルとフィードバック，そして毎週の宿題によって構成されたものです。クライアントたちは大抵の問題は自分たちで解決できると理解するようになりますが，支援が必要な場合はいつでもセラピーや解毒，ジスルフィラム，求職のために戻ってきて構いません。
　自立トレーニングにはさまざまな形があります。治療初期であれば，夫婦が問題解決に挑戦している間，セラピストが一時的に部屋を去るなどします。セラピストは部屋に戻って進捗状況を確認し，フィードバックと正の強化を提供します。『初期の危険信号』（第 10 章　CRA 再発防止）の設定と検証も自立トレーニングの一環です。この手順によって夫婦は飲酒の誘因を特定し，問題解決を通して再発の可能性を回避することができるようになります。アルコールのない社交・娯楽計画を立てることも要素の一つです。非飲酒行動の役割モデルとして他の人を参考にし，最終的には非飲酒的な社交の場に溶け込むのが理想的です。さらに，AA やアラノンといった適切な支援団体に本人や夫婦が関与することも自立トレーニングのもう一つの側面です。
　セラピーの後期における自立トレーニングは，セッションの間隔をだんだん開けていくことによる卒業のプロセスになります。通常は 1 週間から 2 週間，1 カ月と間を開けていきます。この時点で多くのクライアントは不安を感じ，その反応として症状が増大します。この反応への対処法の一つは，「オープンドア・ポリシー」を取り入れることです。小さな問題に対する問題解決であれば，基本的には電話での支援が可能であること。さらにフォローアップセッションも 2，3 カ月ごとに行うことなどです。
　自立トレーニングの最後の段階はセッションの終了です。最後のセラピー

で取り上げるべきポイントは以下のとおりです。

1. クライアントの前進を再確認する。現在の問題と現状について簡単にまとめる。
2. これらの問題に対応するには治療のどの側面が最も有効かについて本人とセラピストの意見をそれぞれ話し合う。
3. 必要な手順を行う方法をクライアントが完全に理解していることを確認する。
4. クライアントの努力と頑張りを強化する。
5. カウンセリングの目標用紙を見て達成できていない目標について話し合い，達成計画を立てる。
6. 健全な非飲酒サポートシステムをクライアントが確保していることを確認する。
7. 今後一人で進めていくことに対するクライアントの懸念について話し合う。
8. 「オープンドア・ポリシー」について，いつでも電話をして構わない，追加セッションもいつでも受けられると説明する。
9. 2，3カ月後にフォローアップセッションの予約を入れておく。
10. フォローアップセッションまで少なくとも月1回はクライアントに電話をすると伝える。こうして支援を表明しておくと，問題が生じたときにクライアントが電話をかけてくる可能性とフォローアップセッションにやってくる可能性が高まる。

　本章では，実りある非飲酒ライフスタイルの確立に役立つさまざまな手順を紹介しました。項目のいちばん最初は仕事を見つけてそれを保つことでした。これらの手順は，コミュニケーションスキル，問題解決スキル，飲酒拒否トレーニングという基本手段の補助として用いるものです。次の章では新しいシラフでの社交生活を促進するための方法に具体的に焦点を当てていきます。

第8章

社会的および娯楽カウンセリング[注1]

　CRA治療の非常に重要な要素の一つはアルコール使用に勝り，かつ断酒のサポートとなる，満足のいく社会的および娯楽的活動をクライアントが作れるよう支援をすることです。治療開始時のクライアントは通常「飲酒文化」にどっぷりと陥っており，友人関係や娯楽活動も飲酒中心になっています。つまり，こういった社会的関係を維持するには飲酒が前提条件なのです。また，飲酒を止めたクライアントが以前の友人から疎外されていると感じるのは珍しいことではありません。仲間集団との関係や社会的交流が持つ飲酒行動への強い影響を考慮すると，いずれの環境も容易に再発の引き金点になり得ます。仲間集団という準拠集団を変えてより健全なアルコールのない社会的なつながりを作ることはひどく難しいため，CRAカウンセリングのプロセスの初期段階での訓練が必要です。

● 健全な社会生活を作る

　この話題の初めに，健全な社会的および娯楽活動を作ることの重要性について話し合ってください。飲酒と社会活動や付き合いとの関係性を示すために，アルコール使用といつもかかわりのある友人や行動をクライアントに特定してもらいます。一般的にはバーやビリヤード，トランプゲーム，特定のレストランでの食事，また，単に昔の飲み仲間と「たむろする」などがこれにあたります。次に，飲酒にかかわらない人々や社交の状況を特定してもらいます。たとえば家族での外出，教会の活動，AAミーティング，映画，趣味，スポーツイベントなどが出てくるでしょう。飲酒と社会生活の関係性を

[▶注1] 本章はJohn H. Mallams氏との共作です。

クライアントが十分理解したようなら，断酒の支えとなる新しい友人や代わりの社会活動を「試してみる」よう促します。

● **興味のある分野を特定する**

次の課題はクライアントが興味を持っている分野を特定することです。この過程ではクライアントの娯楽活動についてセラピスト自身の先入観を押し付けないよう注意し，本人を本当に強化する活動を特定するようにしましょう。このプロセスで最も難しいのは，クライアントが試してみたいと思えるような新しい行動を見つけることです。また，クライアントが最もアルコールを使用してしまいがちな「ハイリスクな」時期にその社会活動を予定することの重要性も認識しておいてください。

望ましい非飲酒娯楽活動をどうしても特定できそうにないクライアントも時にはいます。案を生み出すための実績あるテクニックの一つはクライアントにこう質問することです。「あなたが本当に尊敬する人を3人挙げてください。その人々は娯楽として何をしていますか？」。クライアントがこの質問に対する答えを知らない場合，それを調べることを宿題にします。その人が芸能人やスポーツ選手であれ，家族や友人であれ，この簡単な宿題で，楽しい社会活動になりそうなものがいくつか挙げられるはずです。

もう一つの有効なテクニックは，クライアントに5つから10の娯楽活動を書き出してもらうというものです。そこから1つ選び1週間試すことに同意を得ます。ここで伝えたいことは，「もしかすると気に入るかもしれないからやってみる」という考えです。この手順については次の『強化子サンプリング』の項で詳しく説明します。

映画や劇場，コンサート，一般のスポーツチームなど，地域でできる活動について話し合うことも有意義です。もちろんアルコールが主な要素ではないもので，かつ，クライアントが非飲酒者の友人を作れるものであるべきです。その非飲酒活動の主催者が教会のグループ，市民団体，地元の自助団体などの場合，良質な社会的・娯楽的体験と同時に断酒の支援も得ることができます。

この過程の全体を通して，クライアントには，断酒をサポートしてくれる

大切な関係者（CO）との良い関係を築き，保つことが最終的な目標であることを思い出してもらう必要があります。この目標を念頭に，できればすでに支援をしてくれている人と一緒に新しい活動を始めることを勧めてください。クライアントは断酒を続けるという目標をその人や他の友人に伝え，サポートを求めると良いでしょう。もしクライアントにすでにそういったサポート体制や新しくそれを獲得するスキルがない場合は，治療の初期にコミュニケーションスキル・トレーニングに力を注いでください（第6章参照）。

●コミュニティにおけるアクセス

　CRAの大きな焦点の一つは，飲酒を妨げて断酒を手助けする，酒に代わる社会的交流と娯楽活動を作り出すための支援をすることです。地域社会ですでに定期的に行われている多くの活動であっても明らかに適切な選択肢となるはずなのですが，クライアントにはそのような人々やイベントをどこで探せば良いかという基本的情報が欠落している場合が多いものです。『コミュニティにおけるアクセス』とは，利用可能かつ妥当な選択肢を数多く提供するためのプロセスです。これを行うためには，適切な地域資源についてセラピストが十分な知識を持っていることが重要です。地域資源の基本的なガイドだけでは不十分です。そのガイドには，個々のクライアントのそれぞれのニーズを満たすべく，それぞれの活動の適切性に関する詳しい情報が含まれていなければなりません。たとえば地域のAAグループがどのくらい支援的なのか直面化的なのか，その程度について評価をしておくなどです。向精神薬の使用を認めているかどうかも知っておくと良いでしょう。要するに，あなたからの無知な提案のせいでクライアントがネガティブな体験をする羽目にならないようにしたいのです。その結果，最終的にあなたに対する不信感が高まり，将来的な不遵守につながる可能性があるからです。

●強化子サンプリング

　興味がある分野の特定はほんの手始めです。クライアントは，特に断酒中の場合，最後まで計画に従って実際に新たな活動に参加することを嫌がることが多いものです。代替の活動を「試して」みたり経験してみることを『強

化子サンプリング』と呼びます。その行動に楽しみが見出せるかどうか，クライアントはいろいろな活動をサンプリングするべきです。また，サンプル数が多いほど報いある活動を見つけられる可能性は高くなります。

　なぜクライアントが新しい社会的交流への関与を渋るのかその根拠を探りましょう。他人に受け入れてもらえるかどうかに関する不安について話し合い，拒絶される危険性が低い活動について手堅い提案をしてください。たとえば，興味があることがわかった分野に関する短期講座を地元で受けるようクライアントに勧めるとします。写真が好きなら写真撮影の講座を受けるなどです。その場合，講座の他の参加者とクライアントにはすでに「写真が好き」という共通点があることを説明します。それにより会話の最初の話題を提供することになります。脅威のない断酒環境において，新たに習得したコミュニケーションスキルを使う場にもなります。

　クライアントに新しい活動に参加させるのは困難な場合が多いという事実を念頭において，慌てず，高すぎる期待を持たずに進めていきましょう。新しい活動への参加は練習するほど簡単になるので，日常的に娯楽イベントの予定を入れるよう勧めると良いでしょう。定期的な練習やミーティングといった構造がある活動ほど最後までやり通しやすいものです。

● 体系的な励まし

　前述したとおり，新たな社交イベントを試すことにいいかなと思って同意をしたものの，結局は紹介先に行かないクライアントもいるでしょう。潜在的な障害を乗り越えるために用いるのが『体系的な励まし』です。ここでの提案は3つです。(1)クライアントが自主的に最初の連絡をすると思わないこと。新しいことを試すことにクライアントが同意したら，カウンセリングセッションの中で，初めての電話問い合わせをロールプレイで練習します。十分なフィードバックとリハーサルの後，実際にセッション中に電話をかけてもらいます。これにより，クライアントが他者とどうかかわるかを実際に観察する良い機会にもなり，また，クライアントが今後電話をかける可能性を高めることにもつながります。さらに，クライアントの努力に対して正の強化を行うことができます。(2)地域の社会資源リストに記載されている組織の担当者を見つ

けておく。クライアントがイベントに参加する際にその人に付き添ってもらうか，家まで迎えに行ってもらえるよう段取りを付けましょう。誰かがいてくれると分かっていればクライアントはその活動に安心して参加することができます。また，クライアントの参加の意思が公になったことで実際に参加する動機にもなります。(3)次のセッションで経験したことを確認し，その活動の強化子としての価値を確かめる。クライアントはまた参加したいと思っているでしょうか？　たとえば交通手段がない，子どもの面倒を見てくれる人がいない等，今後の参加に対する障害があるようなら問題解決のテクニックを使って支援しましょう。クライアントが活動に参加できなかった場合は理由を突き止め，ここでも問題解決を使ってください。

　クライアントが娯楽に関する治療目標を達成するためにCRAセラピストがどのように『体系的な励まし』を行うかの例を以下に示します。このテクニックの3つの要素をその都度説明してあります。

セラピスト：スーザンさん，生涯学習講座でカントリー＆ウエスタンのダンスレッスンを受けるというあなたの目標は素晴らしいと思います。さっそく申し込みをしましょう。
クライアント：週の後半まではそんな時間が取れないと思います。これから何日間か本当に忙しいんです。
セラピスト：じゃあ今この場でその時間を作りましょう。ここにカタログもありますよ。どうぞご覧ください。

　　注）ここでセラピストは，「忙しすぎる」という理由で週の後半になってもクライアントが電話をかけられないという危険を避けようとしています。

クライアント：見てみましょうか。ああ……ダンスのことはここに書いてありますね。夜のクラスもたくさんあるし仕事の予定は変えなくて済みそうです。
セラピスト：どのクラスが良いですか？
クライアント：火曜日と木曜日の夕方7時の初心者クラスが良いと思います。

これにします。

セラピスト：よかった。では埋まってしまう前に今すぐ電話をかけて申し込みましょうよ。

クライアント：今，このオフィスから電話をするんですか？　でもなんて言えば良いか分かりません。

セラピスト：じゃあスーザンさん，まずはロールプレイで話すことを練習してからかけましょうか。やれそうですか？

　注）セラピストはクライアントと一緒に電話をかけるリハーサルをします。フィードバックと口頭での強化も提供し，そして実際に電話をかけてもらいます。

セラピスト：スーザンさん，私はこのダンスクラスの講師に会ったことがあるんです。その人に電話をしてあなたのことをお願いしておきましょうか？　気にかけてくれる人がいると行きやすいかもしれませんよ。

クライアント：でも迷惑じゃないでしょうか。でも行ったときに「こんにちは」と一声かけてもらえたら安心するかもしれません。

　注）担当者にお願いをする計画ができました。誰かが気にかけてくれていると思うことでクライアントは一層安心することでしょう。また，クライアントが参加するつもりだということをセラピストが講師に伝えることで，実際に出席する可能性が高まります。

セラピスト：結構です。では次週，最初の 2 回のレッスンがどうだったかについて話しましょう。ではロールプレイを始めましょう。

　注）クライアントの出席を期待しているということをここでまた伝えています。次のセッションではクライアントが本当に参加したかどうかを確認し，参加したなら楽しかったかどうかを尋ねます。必要に応じて問題解決を行います。

● 強化子へのアクセス

　効果的な非飲酒社交および娯楽活動に出向くために必要な資源がないため，時に参加が実現できない場合もあります。お金や交通手段の欠如等です。これは独身の失業者で，社会的に孤立しているクライアントに特に当てはまります。『コミュニティにおけるアクセス』ではクライアントが既存の地域活動を特定し利用する支援を行い，『強化子へのアクセス』という特定した活動に参加するために必要な金銭や物質を手に入れるための手順もあります。たとえば教会活動や一般教育講座，自助グループ等に参加するための無料バス乗車パスを提供する等です。また，クライアントや家族に対する報酬としての「夜の外出」のために映画観賞券をあげるのも良いでしょう。前日の新聞を渡して無料の娯楽サービスの項をクライアント間で回し読みしてもらうのも良いかもしれません。

　注釈つきの最新の地域のリソース一覧を手に入れたり，必要な金銭や交通手段を援助してくれる教会団体や社交サービス団体，地元市民・地域団体等との相互関係を築いたりすることをセラピストは続けなくてはなりません。こういった団体の多くは無料もしくは格安チケットなどを提供してくれるようになっています。

● 反応プライミング

　アルコール摂取量を減らすことはできるのに，彼らの非飲酒行動を支援してくれる人々や活動に定期的に参加することをさまざまな理由を付けて嫌がるクライアントは数多くいます。『反応プライミング』は，新たな反応行動をクライアントにとにかくやってみてもらうためのテクニックです。『プライミング』とはポンプの『呼び水』のことで，これによってもっともっとたくさんの水が流れます。言い換えれば，一度成功を経験すればそれがさらに新しい行動に挑戦する動機になるということです。ただ，最初に何かを始めてもらうのがいちばん困難な障害です。『反応プライミング』ではちょうど良いタイミングに支援的な言葉や行動を提供することでこの障害に対応します。クライアントが社会的支援や受け入れを得られやすくしてあげるのです。

　以下の例でクライアントは同僚をハイキングに誘ってみたいと言います。

そこでセラピストは，クライアントがかける第一声を教えてあげることで『プライミング』を行い，その後に温かい強化を行います。社会的スキルが欠如していたり，拒絶されることを恐れていたりすることで，このクライアントがハイキングに誘うのを躊躇していることがセラピストには分かっています。

クライアント：社会活動のことなんですが，誰かをハイキングに誘ってみたらどうかと思っています。同僚にドックという人がいるんですがアウトドア好きらしいんです。彼を誘えるだけの度胸があれば。
セラピスト：お酒なしで人付き合いする方法を考えてくれていたようで嬉しく思います。でも，彼を誘う度胸があれば，とはどういう意味ですか？
クライアント：変なふうに受け取られて誘いを断られたら？　ばかみたいじゃないですか！
セラピスト：ケイトさん，アルコールなしでも実りある行動を見つけないといけませんよね。何を悩むことがあるんですか。ロールプレイで練習してみましょう。
クライアント：無理です！　誘えません！　練習なんてしたって意味がないわ！
セラピスト：たとえばこんなふうに声をかけては……ドック，もしよかったら……。
クライアント：ああ，そうか。じゃあやってみます。『ドック，ハイキングが好きだと聞いたんだけど。今週の土曜日，午前中にハイキングに行くつもりなの。誰かが一緒に行ってくれると楽しいから，よかったら一緒に行かない？』
セラピスト：すごく上手じゃないですか！　良かったですよ。私の指導なんて必要ありませんね！　なぜそんなに誘うことを悩んでいたのか本当に分かりませんよ。

　最低限の促進をしただけで，社交的かつはっきりと友人に一緒に来てくれるよう誘うことができるということをこのクライアントは実証してくれました。このセラピストは，クライアントに積極的になるよう促すことが必要だ

と考えました。そこでセラピストは『出だしの一部』を教えてあげ，ロールプレイの努力を強化したのです。その後，適切な宿題を課します。このロールプレイの際，クライアントのコミュニケーションスキルが低すぎることが明らかになった場合，より適切な反応の例を見せ，リハーサルを行うようにします。いずれの場合もフィードバックと強化が必要です。

　反応プライミングには他にもたくさん応用がききます。しかし正しい方向にそれを使うためには，まずは問題状況を慎重に評価しなくてはなりません。たとえば，クライアントが興味深い非飲酒活動（例：独身パーティー）を特定してそのイベントに参加した（例：出席した）けれど，まったく楽しくなかった（例：ダンスをしなくてはならなかった）場合。もちろん実際に社交性が欠如していたためこのような結果になった可能性もありますが，単に強化を得るために必要な一連の行動を実行できなかった（例：一緒に踊りましょうと声をかける）だけという場合もあります。プライミングで行うのは，この最終ステップである「一緒に踊りましょうと声をかける」ことができるよういくつかの手段でクライアントを促進することです。手始めとしていくつかの「セリフ」を教えておきます。ロールプレイの中で本人が最も使いやすそうなものを選び，実行後にフィードバックを提供します。

　『反応プライミング』のより極端な方法は，セラピストの支援のもと現場で行うものです。セラピストであるあなた，もしくは支援的な友人などがアシスタントとして適切な社交イベントにクライアントと一緒に参加し，一緒に踊りましょうと声をかけることに「挑戦」してもらうのです。この「アシスタント」は，本人が実際に誰かに踊ろうと声をかけられるまでイベントの間中励まし，ロールプレイを行います。その後，実験についてクライアントと話し合い，問題点が特定されたようなら問題解決を行います。そしてクライアントに再度練習をするよう「プライミング」します。ゆとりを持ってその行動を行うことができるようになったら，アシスタントが教えたセリフはクライアントの頭からは消えていくでしょう。

● 社交クラブ

　脅威的ではない，アルコールのない環境において新しい社交スキルを身

につけ練習する機会をクライアントに提供するもう一つの効果的な方法は，Hunt と Azrin (1973) および Mallams ら (1982) で説明されているような『社交クラブ』を設立することです。回復途中にあるクライアントが参加できる，毎週開催されるアルコールのない社交イベントです。ふつうの会議ホール等で開催しても構いませんし，地元のレストランやコミュニティイベントに集合しても構いません。

　社交クラブには既存のコミュニティプログラムと比べていくつかの利点があります。(1)教会や AA ミーティングのように特定の信仰や信念に従う必要がないため社交クラブの方に参加したがるクライアントが多い。数少ない参加資格は，参加するときはシラフであることと，前提としてアルコールや薬物を持ってこないことである。(2)クライアントの大切な関係者 (CO) も社交クラブでのすべての活動に一緒に参加できる。(3)社会的に孤立したクライアントが本当に必要としている社交的支援や非飲酒の友人関係を得ることができる。(4)社交クラブのイベントは基本的に無料もしくは非常に低価格なため，お金がないから参加できないということがない。(5)他のクラブメンバーの助けを借りてイベントへの交通手段が確保できる場合が多い。(6)多くのクラブでは栄養価の高い，持ちよりの料理が提供される。(7)社交クラブの活動は通常メンバーらによって決定されるため自然と強化作用が高くなる。(8)クライアントとセラピストはクラブに一緒に参加することが奨励されている。これによりクライアントは新しい社交スキルを練習する機会を得られ，セラピストは実際の社交の場におけるクライアントを観察することができる。(9)『強化子サンプリング』を通して，クラブではクライアントも大切な関係者 (CO) も広範な社会的交流を体験することができる。そして，どれが最も満足感があったかを十分な情報に基づいて決めることができる。(10)アルコールや薬物を使用せず，安全に人付き合いができる場所であるクラブは，実際の社会に復帰するための「足掛かり」となる。

　社交クラブは「始動」の労力や費用をあまり必要としないという点において独特です。メンバーの好みによっては，メンバーの自宅で集まったり，地元の学校や教会団体，病院，市民団体などが提供してくれた場所で開催することができます。非営利法人を設立し，少額の年会費や慈善募金活動などか

ら得たお金で娯楽設備を購入している社交クラブもあります。

　つまり，CRA では健全な社交・娯楽生活が非常に重要だと考えています。クライアントにポジティブな変化を維持してもらうためには，以前の飲酒ライフスタイルよりも新しいライフスタイルのほうが実りあるものでなくてはなりません。そのためには，自己強化作用の強い活動を見つける方法をクライアントが学び，その非飲酒活動やそれに伴う友人関係を保つために必要なスキルを教えることは必要不可欠なことです。

第9章

CRA 夫婦セラピー

　問題飲酒者の夫婦関係は機能不全に陥っている場合がほとんどです。通常は次の2つのパターンが見られます。お酒の飲みすぎについて配偶者が飲酒者といつも喧嘩しているか，配偶者が諦めはじめていて飲酒者とのコミュニケーションが減っている場合です。いずれの状況も時間の経過と共に悪化します。薬物乱用者は緊張感やストレスに飲酒によって対処することが多いため，家庭での頻繁な口論や配偶者の諦めた様子が一層アルコールにひたるきっかけになってしまいます。そして，アルコール乱用が夫婦間のストレスを増長し，増大した夫婦間の対立のせいでさらにアルコールを乱用してしまうという最悪のサイクルができあがっていくのです。

　CRAでは，夫婦カウンセリングはアルコール乱用治療に対する全体的な取り組みの中で欠くことのできない要素です。飲酒だけに焦点を当て，そこから派生した，もしくは発生した人間関係の問題を無視してしまうと，治療から得られる利益が大幅に制限されてしまいます。飲酒問題だけを抑えたとしても長期的な夫婦関係の改善に必ずしもつながるものではないということを熟練した薬物乱用カウンセラーなら知っているはずです。前述のとおり，そもそも飲酒量が増加した原因が夫婦問題にある場合があります。夫婦関係が大きく改善されない限り，飲酒問題におけるいかなる変化も一時的なものにしかなりません。ですから，クライアントの薬物乱用問題との戦いには夫婦関係の改善が必要不可欠なのです。われわれの経験から，夫婦セラピーは治療過程のできるだけ初期に開始すべきということも分かっています。

● **CRA 夫婦セラピーの概要**

　CRAの人間関係カウンセリングは行動志向で期限付きです。今日現在の

問題に適用できるスキルを教えていきます。夫婦間の対立はそのほとんどが非現実的な期待や不十分なコミュニケーション，問題解決スキルの欠如，嫌悪的な方法によって相手の行動をコントロールしようとするといったまずいやり方のせいで生じるとわれわれは考えます。CRA 夫婦カウンセリングの目標は，具体的な対人状況に広範に適用できる一般的な人間関係スキルをたくさん学んでもらうことです。

　これらのテクニックは Nathan Azrin と Richard Stuart ら（Azrin, Naster, & Jones, 1973；Stuart, 1969）の初期の研究に基づいています。これらに修正を加え，夫婦間のポジティブな側面に目を向けることを夫婦に教えるために，行動療法および認知行動的技法を総合的に組み合わせました。目標設定とコミュニケーションスキルの形式の具体的な訓練がこの取り組みの土台です。

　「夫婦セラピー」と呼んではいますが，これは同棲しているカップルや真剣な付き合いをしているカップルにも適用することが可能です。また，成人した子どもと両親，異性愛者や同性愛者カップルにも適用できますし，少し手を加えればルームメイトとの問題解決にも使えます。さらに，パートナーのアルコール乱用のせいで別離を検討していたカップルやすでに別居中のカップルにも適用できました。

● CRA 夫婦セラピーを介して前向きな期待を設定する

　セラピーに参加する行き詰まった多くの夫婦にとっては簡単な会話すら難しくなっているものです。ほんの少しのネガティブなコメントや行動でも見つけて反論しようとお互いが絶え間なく警戒し合っています。昔相手に言われた不満の言葉は今や全人格を批判する言葉になって記憶に残り続けています。

　効果的でない，嫌悪的なコミュニケーションがいかに夫婦間の敵対感情を増大させてきたかについて話し合うことから CRA の夫婦セラピーを始めます。同じように緊迫した関係にあった他の夫婦の関係が劇的に改善されていることも教えてあげましょう。ほんの数週間でポジティブなコミュニケーションと問題解決法を学ぶことができると教えてください。より前向きではっきりとした形で配偶者にリクエストをする方法を学んでもらいます。また，問題に消耗させられることなく，お互いが同意できる解決策に辿り着く方法も

学んでいきます。こういったカウンセリングによって効果的なコミュニケーション方法が身につくと，問題がそう難しいものではないと感じることができるようになり，相手からのリクエストもそう不条理なものではないと気付きます。

　CRA 夫婦セラピーを紹介し，前向きな期待を設定するための要素をまとめると以下のようになります。

1. 夫婦の現在の嫌悪的なコミュニケーションスタイルから対立が生じていることについて話す。
2. 同様の状況にある他の夫婦たちの関係が改善されていることを教える。
3. コミュニケーションスキルと問題解決スキルを学んでいくということを説明する。
4. リクエストのしかたや，一人で問題について悩むのではなく共に問題に取り組む方法等，具体的なスキル例を挙げる。
5. セラピーが進むと問題がそれほど難しいものではないと感じられるようになると伝える。
6. 最初の学習期間はほんの数週間であると話す。

結婚幸福度尺度

●詳細と目的

　CRA の夫婦セラピーの次のステップはクライアントがジスルフィラムを服用しているかどうかによって変わってきます。服用している場合，ジスルフィラム服用の手順をリハーサルします（第 4 章を参照）。その後，各々の結婚幸福度尺度（Marriage Happiness Scale）を渡します（別表 9.A）。クライアント本人はここまでの過程で幸福度尺度（Happiness Scale）（別表 5.A）を使ったことがあると思いますが，配偶者にとっては初めての経験です。この場合，クライアントに用紙の記入のしかたを説明してもらうと良いでしょう。これには 2 つの目的があります。第一に，セラピストの手伝いをすることでクライアントの自己イメージが高まります。第二に，以前のセッション

をどれほど記憶し指示を覚えているかを確認することができます。この後セラピストは2つの幸福度尺度の違いを説明します。

10の主な生活分野における**配偶者**パートナーに対する現在の満足度および幸福度を10段階のスケール（1が最高に不幸，10が最高に幸福）でそれぞれに評価してもらいます。これらの分野は「家事」「育児」「社会活動」「金銭管理」「コミュニケーション」「セックスと愛情表現」「仕事／学校」「感情的サポート」「パートナーの自主性」が含まれます。10番目のカテゴリーである全体的幸福度では現在の夫婦の状況について総合的に評価をします。最初の9つの分野はもちろん改変して構いません。

以下の会話でセラピストは結婚幸福度尺度を紹介しています。用紙の記入方法を夫婦がしっかりと理解できるよう複数のカテゴリーを一緒に行います。この時点では潜在的解決方法について話題にすることを意図的に避けています。

セラピスト：スティーブさん，今からあなたと奥さんにお渡しする用紙に非常に似たものをあなたには以前やってもらいました。今回の用紙は個人の問題や目標ではなく夫婦関係についてお尋ねするものです。
クライアント：用紙はたくさん記入してきましたから。どれでしょうか？
セラピスト：結婚幸福度尺度という，幸福度尺度の別バージョンを使っていきたいと思います。ではお一人1部ずつどうぞ。

注）別表9.A 参照。

セラピスト：やり方を見ていきましょう。家事という項目から全体的幸福度まで10の項目があります。それぞれ夫婦関係の重要な要素を示すものです。今日は，それぞれの分野であなたたちが相手についてどれくらい満足しているかを調べていきます。ご自分にこう尋ねてください「今日現在この分野で相手にどれくらい満足している？」と。
クライアント：では一緒にやるんじゃないんですね。
セラピスト：違います。別々に行ってもらうのが鍵なんです。現時点では

相手の評価に納得できない項目がたくさん出てくると思います。ではちょっとやってみましょう。スティーブさん，この評価システムは知っていると思いますので，ジュディさんに説明してあげてもらえますか？
クライアント：もちろん，ちゃんと覚えているか分かりませんが。やってみます。スケールの左は幸せじゃないってことを示すんだ。左に行くほど幸福度が下がる。右端は幸せだということを示す。だから10という評価は生活のその分野ですごく幸福だっていうことなんだ。

　　注）セラピストはクライアントの評価の理解度を確認し，場合に応じて強化します。

セラピスト：素晴らしいです，スティーブさん。ジュディさん，お分かりになりましたか？
妻：大丈夫だと思います。でもカテゴリーの意味が分からないところがあります。
セラピスト：では間違いがないよう一つずつ見ていきましょう。最初の分野は「家事」です。それぞれご自身にこう尋ねてください。「今日現在家事について相手にどれくらい満足している？」そして評価に丸をつけてください。スティーブさんはどこに丸を付けましたか？
クライアント：9です。掃除や洗濯，買い物も家事はすべてジュディがやってくれているから。
セラピスト：9という評価はとても高いですし，お話を聞くとおそらく適切な数字でしょう。でもなぜ10じゃないんでしょうか？
クライアント：時々どうも掃除にとらわれすぎているようなところがあって，何か出しっぱなしにでもしようものならすごく怒るんです。でもそれは私の責任なんでしょうけど。
セラピスト：分かりました。家事についてのジュディさんへの評価は適切だと思います。ジュディさんはどう評価しましたか？
妻：間違ったやり方をしていないといいんだけれど。私は7にしました。
セラピスト：どうしてそうなったのかを教えてもらえますか？

妻：スティーブは週末には掃除を手伝ってくれます。それに私にとって料理や洗濯は苦じゃありません。どちらかというと自分がやりたいと思っているくらいです。でも，皿洗いなんかの小さな家事を平日にももっと手伝ってほしいと何度もお願いしているんです。でもなかなかやらないから結局私がやることになって，腹が立ちます。

セラピスト：7は適切な数字だと思いますよ。でも今はそれを改善する方法について話し合うのはやめておいて，残りのカテゴリーすべての評価をすべてやってしまいましょう。

> 注）この時点では提起された問題の原因やその解決策について話し合うことを避けています。セッションのこの部分の目的は結婚幸福度尺度の評価システムを夫婦がしっかりと理解しているかどうかを確認することです。その他の課題には後ほど取り組みます。

セラピスト：ジュディさん，意味の分からないカテゴリーがあるとおっしゃいましたね。

妻：「パートナーの自主性」というものなんですが。

セラピスト：少し分かりづらい項目ですよね。まずは言葉にしてみますね。「今日現在，私はスティーブの自主性に関してどれくらい満足しているか？」つまり，スティーブさんの自主性やスティーブさんがいかに自立しているかについての幸福度はどれくらいでしょうか？　考え方の自立なども含まれます。

妻：ああ，もっと自立してほしいとか，もっと頼ってほしいとか？

セラピスト：そうです。あなたから見て彼が自立している部分や依存している部分を考えて，それに基づいて評価するんです。スティーブさんにもお分かりいただけましたか？

クライアント：はい，今ので分かりました。家のことはとても自主的にやってくれていると思いますが，もっと友達を作ってほしいので，ジュディは6です。放っておいてと言われそうですが，僕のことを待っているだけじゃなくて他の人々とも楽しく過ごしているのを見たいと思います。

セラピスト：後で話し合う必要がありそうですね。ジュディさんのスティーブさんの自主性についての評価は？
妻：私も6にします。スティーブには職場の仲間と過ごす時間を減らしてほしいと思っています。もっと家で過ごす時間を増やせばお酒を飲むことも減るんじゃないかと思って。

　2つのカテゴリーをセラピストが一緒にやってみることで夫婦が評価システムを理解していることを確認しました。この後残りのカテゴリーを評価してもらい簡単にまとめます。繰り返しますが，幸福度尺度が完成し，『完璧な結婚生活』の用紙（完成した結婚幸福度尺度の例は別表 9.B および 9.C を参照）への取り組みを始めるまで，この評価で提起された課題についての話し合いは行わないようにしてください。

●結婚幸福度尺度作成時の潜在的問題

　二人の関係に積極的に取り組むことを夫婦のいずれかが拒否する場合があります。結婚生活には完全に満足していると言い張り，結婚幸福度尺度の評価をすべて10にする人もいます。これにはいくつかの対処法があります。たとえば，結婚当初理想に思い描いていた夫婦関係を思い出してもらいます。そして，その理想と今の現実の結婚生活を比べてもらいます。また，幸福な結婚生活を送っている友人を思い浮かべてもらい，その人たちと自分たちの夫婦生活の違いを考えてもらうなどします。

　結婚生活の機能不全に対する否認から生じる拒否反応は薬物乱用者側に見られがちです。この否認の原因は，配偶者を怒らせてしまいすでに不安定な夫婦関係が終わってしまうのではないかという恐怖です。こういった恐怖は隠さずに話し合うことが大切です。

完璧な結婚生活様式

●詳細と目的

　結婚幸福度尺度が完成し確認ができたら，夫婦の関係を改善するために変える必要のある行動を具体的に追及します。このプロセスを進める際，実用的なのが『完璧な結婚生活』様式です（別表 9.D）。まず，各自『完璧な結婚生活』様式に記入してもらいます。結婚幸福度尺度ですでに紹介した 10 のそれぞれカテゴリーにおいて相手にやってほしい行動を考えてもらいます。それぞれが理想とする変化を実現させるための合意方法については後ほど取り上げます。

　相手がリクエストを受け入れてくれるかどうかにかかわらず，それぞれが理想とする夫婦生活を送るために相手にやってほしい行動をすべて書き出してもらってください。初めて出会って付き合いを始めた頃のことを思い出してもらうのが下準備です。お互いがいちばん幸せだったころと比べて相手のどの行動が変わってしまったのかを特定してもらいます。初期の関係のポジティブな面や，その状況が相手のどの行動によって生まれたかについて考えるよう促します。そして，あの頃の素敵な気分をまた取り戻すことができると話しましょう。どれだけわがままな言い分でも構わないので，やってほしいことをすべて挙げてもらうことから始めます。この「夢のリスト」は後に交渉の基盤となります。

●『完璧な結婚生活』様式の作成を始める

　結婚幸福度尺度で両者ともに高めの評価をしたカテゴリーから始めると良いでしょう。つまり，今でもそこそこ満足しているためあまり変化の必要がない分野を選ぶのです。積極的に共に問題解決に取り組むことにより前向きな気持ちでセッションを終わらせることが大切だからです。

　『完璧な結婚生活』様式の使い方は以下のとおりです。最初の『家事』のカテゴリーでは次のように書かれています。

　「『家事』の分野で相手にしてほしいことは ＿＿＿＿＿＿＿＿＿＿＿＿＿＿＿＿＿＿＿＿＿＿＿＿＿＿＿＿＿＿＿＿＿＿＿＿」。

空欄には，簡潔かつポジティブ，そして測定可能（具体的）な言葉で，相手にしてほしいことを書いてもらいます。「ポジティブ」とは，相手にやってほしくないことを書く代わりにやってほしいことを書くということです。「測定可能」の意味するところは，態度ではなく，目に見える行動の変化を目標にするということです。以前に個人セッションを受けた人物には『カウンセリングの目標』を作成した時のルールと同じであることを再確認します。
　以下の会話の中でセラピストは『完璧な結婚生活』様式を作成するためのガイドラインに準拠できるよう夫婦の行動を方向づけています。また，相手が同意してくれるか否かにかかわらずやってもらえたら嬉しいことをすべて挙げてくれるよう話します。

セラピスト：結婚幸福度尺度のカテゴリーから1つ，お二人ともが高評価を付けたものを選びましょう。そうして用紙の記入のしかたを練習しましょう。お二人が高評価を付けた分野はこれらです。『家事』『パートナーの自主性』『金銭管理』『仕事』。どれから始めましょうか？
クライアント：家事についてはすでに少し話しました。だからそれが良いと思います。ジュディは？
妻：ええ。それで構わないわ。
セラピスト：結構です。ジュディさんはご主人よりも満足度が低かったので，家事についてご主人に対する気持ちを先に話してもらえますか？　その後，あなたの願いをルールに従った形で言葉にするお手伝いをします。
妻：スティーブは私には2つの仕事があるっていうことを忘れているんじゃないかしら。家の外での仕事と，仕事を終えて帰宅した時にやらなくちゃいけないたまった家事。スティーブは自分の役割を果たしていないと思います。たとえば，私が料理を作ったらスティーブには夜の皿洗いをしてほしいです。
セラピスト：良いスタートだと思います。スティーブさんへのリクエストをもっと違った形で表現する方法がいくつかありますが，それは次のセッションで取り組みましょう。今はそのリクエストを記入することに集中してください。でも今までどおりの言葉で書くのではありません。成功

のためのルールがあるのでそれに従いましょう。リクエストは，簡潔，ポジティブ，測定可能なものにします。ルールが多いでしょう！　最初はこう始めます。家事でスティーブにしてほしいことは……。では皿洗いのお手伝いについて彼にリクエストしたいことを空欄に記入してください。まずはご自身の言葉で。

>注）セラピストはまず妻に自分の言葉でリクエストを表すよう勧め，それからガイドラインに沿うようその答えを成形しなおします。

妻：緊張します。こんなことはやったことがないから。私のお願いしたことを彼がやりたがらなかったら？
セラピスト：そのことは今はまったく考えないでください。それについては次のセッションでお手伝いします。今日やることは，簡潔で，ポジティブで，具体的な言葉を考えることだけです。どうぞ，やってみてください。大丈夫ですよ。

>注）同意を得るという点については後で対応すると妻に伝えています。

妻：じゃあ，夜はスティーブに皿洗いをしてほしい，というのではどうですか？
セラピスト：結構です。夜はスティーブさんに皿洗いをしてほしい。もっと具体的にできるか考えてみますね。「夜」ということですが，それがたとえば11時でも構わないですか？　もし問題があるようなら時間帯を特定しましょう。「毎晩」ということで構いませんか？
妻：8時には終わらせてほしいです。それより遅くまで残っていると絶対に私がやってしまうから。でも毎晩はどうかしら。平日だけにしておきます。平日は私もへとへとなので。
セラピスト：でもこれは「夢のリスト」なんですよ。あなたが嬉しいことはすべて挙げてもらって構わないんですよ。スティーブさんが同意するかどうかは分かりません。でも交渉の余地を残しておくほうが良いでしょう。週7日手伝ってくれるようお願いしておいて5日に減らすのはいつ

だってできます．リクエストを作ったり受け入れたりする中での交渉や妥協については次のセッションで練習しますからね．

注）妻のリクエストを基本ルールに沿うようゆっくりと形にしていっています．ここでも再び，後で交渉が必要かもしれないけれど今はリクエストはどんなものでも構わないと付け加えています．

妻：分かりました．ではスティーブには毎晩8時前にはお皿を洗ってほしいです．どうでしょうか？
セラピスト：素晴らしいです．では，今従ったルールを教えてもらえますか．
妻：簡潔に，具体的に，ポジティブな言葉で言いました．
セラピスト：完璧ですね．では完璧な結婚生活の表に書き込んでおきます．

注）別表9 E，項目1.1 参照．

●『完璧な結婚生活』様式の最初のカテゴリーを完成させる

セッションの中で『完璧な結婚生活』様式を行う際どちらが先に話し，どちらが2番目に話すかを決めるのはセラピストの判断次第です．拒絶感が少ないのはどちらか，能力が高いのはどちらか，そして，2番目の人に対して良い例を示せそうなのはどちらか，といった数々の要素に基づいて方向性を決めます．ここでより重要なことはセッションの終了までに両者に練習とフィードバックの機会を与えることです．

セラピスト：スティーブさん，次はあなたの番です．家事の分野でジュディさんにお願いしたいことは？
クライアント：難しいですね．さっきも言ったように彼女はとてもよくやってくれているから．
セラピスト：お話を伺っているとそのようですね．ですが，これは夢のリストなんですよ，スティーブさん．ジュディさんにしてもらえたら本当に

嬉しいだろうなということが何かありませんか？

> 注）気が進まない様子のクライアントにセラピストは望みを考えてみるよう促しています。セラピストの援助と励ましによってクライアントの意欲が高まり，いくつかの案を考え出すことができるでしょう。

クライアント：1つありました。仕事用のシャツは朝7時ではなく前の晩にアイロンがけをしてほしいです。

セラピスト：結構です。ではルールに当てはめてみましょうか？

クライアント：なぜ夜にやってほしいか説明したほうが良いですか？

セラピスト：必須ではありませんが，構いませんよ。

クライアント：朝やられると，仕事に遅れるんじゃないかと思って少し不安になるからです。

セラピスト：分かりました。合理的だと思います。ではそのリクエストをどのような言葉にしましょうか？　空欄を埋めてください。家事でジュディさんにしてほしいのは……。

クライアント：仕事用のシャツを前の晩にアイロンがけしてほしい。寝る前なら時間はいつでも構わない。平日は毎日そうしてほしい。

セラピスト：ではルールを確認してみましょう。

クライアント：きちんとできたと思います。毎晩というのは簡潔で具体的だと思います。それにポジティブな言葉を使えたと思います，まあ，ネガティブな言い方がどんなものかも分かりませんが。

セラピスト：そうですね。ネガティブな言い方というのは相手がこれまで「間違った」やり方をしてきたことを指摘したり，「やってほしくない」ことを話すことです。ある意味相手の悪口を言うようなものです。たとえば，「毎朝ぎりぎりまでシャツのアイロンがけを遅らせるのを止めてほしい」というのはネガティブなリクエストです。言い方の違いが分かりますか？　こうなると相手が守りの態勢に入ってしまい，リクエストを聞き入れてもらえなくなる可能性が高くなります。

クライアント：そうでしょうね。分かりました。じゃあルールにはすべて従

えたと思います。

セラピスト：今のも『完璧な結婚生活』様式に記入しておきます。

> 注）別表 9.F，項目 1.1 を参照してください。上記の会話を見ていただくと，いくつかの例をセラピストと一緒にやってみない限りルールに準拠する際の疑問点は明らかにはならないということがお分かりいただけると思います。クライアントの混乱具合を見ながらあといくつ例を一緒にやってみるかを決めていきます。

セラピスト：お二人ともコツが分かってきたみたいですね。ではこの家事のカテゴリーでもう１つ一緒にやってみましょう。ジュディさんの番です。

妻：そうですね。まず頭に浮かぶのは寝室やお風呂場の床に積み上げられた汚れた洗濯物でしょうか。それを変えてくれるようどうやって頼もうかしら。スティーブには汚れた洗濯物は洗濯かごに入れてほしい。絶対に床に置かずに籠に入れてほしい。でもこれは頼みすぎかしら。

セラピスト：思い出してください……夢のリストですからね。交渉については後で考えましょう。

妻：そうでした。じゃあ，スティーブには汚れた洗濯物は絶対に床に置かずに洗濯籠に入れてほしいです。いえ，これじゃあ「やってほしく**ないこと**」を指摘していますね。それじゃあ，スティーブには汚れた洗濯物は必ず洗濯籠に入れてほしい，にしておきます。どうでしょう。

セラピスト；ルールに沿っていると思います。簡潔で，ポジティブで，測定可能です。これも用紙に記入しておきます。

> 注）別表 9.E，項目 1.2 を参照してください。セラピストが少し後押ししたことで，妻は十分な行動変化のリクエストを自分で作り出しました。さらにネガティブな意見になっていた点を自分で修正することもできました。

クライアント：次は僕の番ですよね。しつこいようですが，この分野で妻に変えてほしいことを考えるのが難しくって。

セラピスト：このカテゴリーで2つ目のリクエストを考えるのがもうすでに難しいようなら，家事分担の分野では無理にいくつも考えようとしないほうが良いでしょう。大抵の人は各カテゴリーで少なくとも2つは思いつくものですが，必ずしもたくさん挙げる必要もないと思います。ですが，ここでは『完璧な』結婚生活について話し合っているということをもう一度思い出して，あきらめずに考えてみましょうか。

クライアント：そうでした。なら，洋服が破けたりボタンが取れたりしたら2週間以内には補修してもらいたいです。悪意がないのは分かっているんですが，忙しすぎたり忘れたりして，2カ月も待たされることがあるんです。でも最後のネガティブっぽい文章を付け加えるのは止めたほうが良いですね。

セラピスト：ではもっと具体的にできますか？

クライアント：具体的かどうかは分かりませんが，補修を頼んでから2週間以内にもう一度やってくれるよう頼んだほうが良いと思います。言わずに分かってもらうことはできないので。どうでしょう。簡潔ですし，すごくポジティブだし，できる限り測定可能にしました。

セラピスト：ではこれで完成ですね。『完璧な結婚生活』の用紙に記入しておきますね。

注）別表 9.F，項目 1.2 参照。

　夫婦の能力次第では，一つのカテゴリーでリクエストの例を作る練習を続けます。他の分野にも適用できることを確認するために別のカテゴリーに進める CRA セラピストもいます。その後，『完璧な結婚生活』の用紙を完成させることを宿題にします。合理的で具体的な課題を出しましょう。この時点では夫婦にはまだ優先順位付けの方法も交渉のやり方も教えていません。それは今後のセッションで訓練していく別のスキルです。

相手に優しくするためのデイリー・リマインダー

　多くの関係において初期の頃は相手をどれだけ想っているかを示す数々の「嬉しい」行動をお互いが取るものです。そのような，今はやっていないけれど以前は相手のためにやっていた小さなことを思い出してもらうと有効です。喜ばしくないものより思いやりあるやり取りの割合が多い関係のために頑張りましょう，と夫婦に伝えましょう。

　好ましい出来事の多い関係の再構築を援助するために，『相手に優しくするためのデイリー・リマインダー』を紹介します（別表 9.G 参照）。この用紙には幸せな夫婦が一般的に行っている 7 つの「嬉しい」行動が記載されています。これらの行動は行き詰まった夫婦にはなかなか見ることができないものです。相手に感謝を示す，相手を賞賛する，嬉しいサプライズをする，愛情を目に見える形で表す，楽しい会話に完全に意識を集中させる，楽しい会話のきっかけを作る，手伝いを申し出る，といったものです。

　まずは各カテゴリーに目を通してもらい，それぞれの違いを理解してもらいます。たとえば，賞賛することと愛情を示すことの違い等です。次に，各カテゴリーで相手にしてもらえたら嬉しいだろうと思うことを考えてもらいます。それらを，簡潔かつポジティブで具体的な言葉で表してもらいます。夫婦から得た回答を修正し，サポートしていきましょう。いくつかのカテゴリーを一緒にやってみて，必要ならばロールプレイをします。最初の 2 つのカテゴリーを使って夫婦をガイドする方法を以下に示します。

セラピスト：相手に感謝するというのはどういうことか分かりますか？　感謝をしたり，相手の価値を認めてあげるということです。何事も当然とは思っていないということを伝えるのです。たとえば今の私なら，お二人が揃ってセラピーに参加してくれて感謝しています，とか，飲酒の生活スタイルを変えようという努力に感謝します，と言います。単に何か優しいことを言うだけではだめです。スティーブさん，ジュディさんの方を見て，感謝の言葉をかけてあげられますか？

クライアント：今日はカウンセリングセッションに一緒に来てくれて嬉しいよ。［セラピストの方を見て］どうでしょう？
セラピスト：完璧です。簡潔で，具体的で，ポジティブでした。上手くできています。ジュディさん，次はあなたの番です。スティーブさんを見て，何か今日彼がしてくれたことに感謝をしてください。
妻：私の仕事のスケジュールに合わせて今日のセラピーを調整してくれてありがとう。
セラピスト：素晴らしい。では次に相手を賞賛するというカテゴリーに進めましょう。賞賛というと，たとえば相手がいかに魅力的かとか，その洋服は特に似合っている，といったふうに褒めることだというのは分かりますね。また，見た目とまったく関係のないことでも構いません。仕事を頑張っていることでも，賢い所や面白い所を褒めても良いでしょう。ジュディさん，今度はあなたからやってみましょうか？
妻：その新しいシャツを着ているととても格好良く見えるわ。
セラピスト：上手ですね。何の問題もない賞賛の言葉です。スティーブさん，あなたの番です。
クライアント：［妻の方を見て］今朝の朝食は本当に美味しかった。料理が上手だね。
セラピスト：お二人とも素晴らしいできです。では次の，嬉しいサプライズのカテゴリーをやってみましょう。

> 注）各カテゴリーを夫婦がきちんと理解していることを確認し，また，例を見せるために表のすべての項目を一緒にやっても構いません。二人の努力を必ず強化することが大切です。

『相手に優しくするためのデイリー・リマインダー』を完全に理解し，それを使うことに同意を得たら，もし相手が**やらなくても**自分は必ず思いやりある行動を続けるのだという決意が大切だと念を押してください。行き詰まった夫婦というものは，大抵相手が先に変わるべきだとお互いが思っているものです。前向きな行動を相手が取り始めるのを待ってばかりいても何も

変わりません。そしてその結果，二人ともがより大きな怒りを抱え，ますます変わろうとしなくなってしまいます。ですからこの先1週間は相手の対応にかかわらず，自分はポジティブな行動をするのだとそれぞれが承知しておくことが大切だと伝えてください。相手がルールに従えていない場合は必ず次のセッションで対応すると請け負いましょう。

用紙は毎回セッションに持ってきてもらいましょう。その記録によって，いずれの人物がより建設的な行動に意欲的かを判断することができます。モチベーションの低いほうの人物にはさらなる治療努力と援助が必要だということです。帰宅したらその用紙は冷蔵庫のドアや浴室の鏡等の目立つ場所に貼ってもらうようにしましょう。

● 初回セッションの成果をまとめる

通常のCRAでは，初回の夫婦セッションはここで終了です。初回セッションでは以下のことを達成しました。

1. 夫婦関係の問題を指摘し，夫婦カウンセリングの論理的根拠を説明した。
2. CRAの夫婦カウンセリングの進め方を紹介した。
3. 前向きな期待を設定した。
4. ジスルフィラム服用について説明と練習を行った（該当する場合のみ）。
5. 結婚幸福度尺度を紹介し，完成させた。
6. 完璧な結婚生活様式を紹介し，やり方とルールを確認し，練習した。
7. 相手に優しくするためのデイリー・リマインダーについて説明し，練習した。
8. 上記の用紙に引き続き取り組むという具体的な課題を与えた。

一般的には初回セッションを良い体験だったと感じてくれる夫婦が多いものです。これにはおそらくいくつかの理由があります。(1)飲酒者のジスルフィラム服用開始につながる場合があり，それによって自信がつく。また，

飲酒者の変わりたいという決意を配偶者は実際に目にすることができ，その結果，信頼と希望の両方が高まる。(2)夫婦セッションの全体的な雰囲気が非常にポジティブである。文句や非難は最小限に抑え，行動変化へのリクエストは常にポジティブな言葉で述べられる。(3)当初は圧倒的に見えた問題が，扱いやすいよう細かく分解・分類され，それらの問題への対処法となる具体的スキルが特定できた。その結果，セッションを終えた夫婦は以前より楽観的になることができる。

2回目の夫婦セッションはあまり時間を空けずに予定してください。可能であれば3，4日以内に行うことをお勧めします。治療初期には夫婦と密な連絡を保つことが必要不可欠です。初期段階では大きな変化はほとんど見ることができません。治療のこの段階では頻繁にセッションを行うことが，夫婦関係の障害を乗り越え，ポジティブな変化を促進することにつながります。

●今後のセッション

2回目以降のCRA夫婦セッションで達成すべきことは以下のとおりです。

1. ジスルフィラム服用の手順を見せてもらう（適宜）。必要に応じて修正のためのフィードバックを提供したり，努力を賞賛したりする機会を作るためです。
2. 新しく結婚幸福度尺度を作成してもらう。継続的に進捗状況を確認するためです。前週から評価に変化があれば，改善・悪化にかかわらず夫婦に確認してください。これによって，新しく浮上した問題や悪化した問題をセッションの予定に組み込んだり，改善があれば取り上げて強化しましょう。
3. 相手に優しくするためのデイリー・リマインダーを再確認する。その行動を実行してみてどうだったか，また，相手の優しい行動を受けてどう感じたかなどを尋ねる。相手を喜ばせるための行動に修正を加えたり，さらに行動を増やしたりするための援助が必要かを話し合う。
4. 完璧な結婚生活様式への取り組みを再開する。配偶者に変えてほし

い行動をさらに特定するための援助を行う。
   5. 前回のセッションで教えた新しいスキルを思い出してもらい（例：問題解決），ロールプレイでそのスキルを演じてもらう。すべての努力を強化し，必要に応じて行動を修正する。

 各々が前週からの宿題にどれほどしっかりと取り組んできたかによってセッションの方向性が決まります。両者が本当に関係性を改善しようと努力してきたようなら明るいムードになるでしょう。その場合は今回のセッションのために用意した新しい予定へと進めます。セラピーの初期段階であれば，完璧な結婚生活様式に記入したリクエストの改善や口頭での練習を行うと良いでしょう。しかし逆に，夫婦のいずれかもしくは両方が課題を完成させる努力をしてこなかったり，ポジティブなやり取りが現れていない場合，変化への抵抗の原因追及に注意を向けるべきです。

●変化の両価性に対応する

 宿題に取り組まなかったという問題を取り上げる際，くどくどとそのことにこだわり続けることなく対応することが重要です。取り組まなかった理由は調べますが，焦点を当てるべきなのは翌週の課題の完成を邪魔するような障害を取り除くことです。この話し合いの中で，夫婦関係に変化を起こすことの両価性を夫婦が経験していることが明らかになるケースがあります。そういった感情を認識した上で，どれだけ不幸な状況でも現状維持の方が「簡単」な場合があるという事実について話します。

 より幸福な結婚生活という報酬の可能性があるけれど，二人の関係のために数週間という時間を費やして大変な努力をする意欲があるかどうかを尋ねることも時に有効です。徒労になるかもしれませんが失うものはないはずです，と伝えてください。それから，どちらにも責任を課さないよう注意しつつ，大きな変化は両者の努力がなければ実現できないと指摘します。その一環として，同意した宿題はそれぞれがやってこなくてはなりません。宿題がつまらないと感じることも時にはあるかもしれませんが，日々の小さな変化が前向きな感情の基盤を作り，信頼関係を再構築するのだと説明してください。

● 前向きなコミュニケーションスキルの基本

　良好な会話の実際の要素を説明する前に，まずはコミュニケーションスキルに取り組むことの理論的根拠を示しましょう。クライアントの飲酒問題が夫婦のコミュニケーション能力を低下させていると説明します。徐々に表面化してきたこの過程の具体的な例を挙げてもらうよう促します。苛立ちとストレスのせいでもうお互いに優しくしようという気力が失せてしまっていないか，一緒に考えてみましょう。

　配偶者に対して現在進行形で怒りを感じているせいで，一方もしくは両方が前向きなコミュニケーションなんてやりたくないと拒否する場合があります。ひどく腹を立てているのに無理をして楽しく会話をするなどとはばかげていると言うかもしれません。このような場合，行動の変化によって相手に対する態度や気持ちも変わることが多いと説明してください。1週間楽しいコミュニケーションを試みたところで失うものはほとんどないと最終的には分かってくれるでしょう。

　良好なコミュニケーションスキルの要素を説明する下準備として，完璧な結婚生活様式を作成した際すでに1つの分野における基本的なコミュニケーションスキルをいくつか習得済みであることを教えてあげましょう。それはリクエストのしかたです。この用紙を作成した際のルールに従うことで良好な会話の最初の3つのガイドラインを満たすことができます。良好なコミュニケーションスキルの基本要素は以下のとおりです。

1. 簡潔に一つだけ問題点を挙げる。
2. ポジティブな言葉で話し，非難の言葉を避ける。
3. 問題点は明確かつ具体的に説明する。
4. その問題に対する自分の気持ちを述べる。
5. 相手の立場からその問題を見てみて，理解を示す言葉を述べる。
6. 問題が生じたことに対する部分的責任を負い，相手にすべての責任があると思わないようにする。
7. 状況を改善するための手助けを申し出る。

上記の7つのポジティブ・コミュニケーションの要素は必ず黒板に書くかプリントにして渡すようにしてください。また，やり取りの趣旨に応じて順序が少し変わる場合があると注意を促してください。

●完璧な結婚生活様式を使ってリクエストの練習をする

本章で先ほど紹介した夫婦が2回目のセッションにやってきました。この夫婦は初回のセッションでセラピストと一緒に完璧な結婚生活様式の一部に取り組みました。また，宿題として他の部分にも取り組んでもらいました。セラピストは宿題を確認し，フィードバックと強化を提供しました。また，良好なコミュニケーションスキルの基本要素の説明も終わったので，「口頭でのリクエストと交渉のしかた」という具体的かつ実用的な応用方法を夫婦とこれから練習していきます。

セラピスト：次に，完璧な結婚生活の用紙に記入したものを使ってこれらのリクエストを言葉にして伝える練習をしていきます。リクエストを書く際に3つのルールに従ってもらいましたが，それで作業の半分は終わっています。これから，今ご紹介した基本的コミュニケーションスキルを現実の状況に適用する方法をお見せします。前回主に家事のカテゴリーに取り組んだのでそれを使いたいと思います。ではスティーブさん，家事の分野での奥さんに対するポジティブなリクエストを先に教えてもらえますか？完璧な結婚生活の用紙を見てどのリクエストを最初にするか決めてください。それから，それを声に出して読んでください。すでに具体的でポジティブで簡潔な書き方をしていると思いますので，読むだけで結構です。

クライアント：じゃあやってみます。最初に考え付いたものにします。ジュディ，平日は夜寝る前に仕事用のシャツにアイロンがけをしてほしい。

セラピスト：まだ返事はしないでくださいね。まずはスティーブさんのリクエストのしかたを改善しなくてはなりません。では，良好なコミュニケーションの要素のリストをもう一度見てみましょう。スティーブさん，残りの要素を加えて，ジュディさんの同意を得られる可能性をより高くしましょう。

注）良好なコミュニケーションスキルの基本要素を参照（p.186）。

クライアント：でも，セッション外で妻と話をするときにはこのリストを持っていないでしょう。どうやって全部覚えれば良いんですか？
セラピスト：そこに気づいていただけて良かった。そうですね。いつもリストや用紙を持ち歩くわけにはいきません。でもこれから数週間セッションや自宅でしっかり練習をすればお互いに対する話し方を大きく改善するためのルールは十分覚えられると思います。

　ここまでの過程でセラピストは，練習のために比較的容易なカテゴリーを選び，完璧な結婚生活の用紙を直接読み上げることでリクエストを言葉にするよう指示しました。そして，新しいスキルが無意識に実行できて用紙が不要になるよう，セラピーの初期段階ではルールをしっかり守るために用紙を使って進めていきます。

●新しいコミュニケーションスキルを使った基本的リクエスト

　完璧な結婚生活様式ですでに挙げられている基本的リクエストをさらに強化していきます。新しいコミュニケーションスキル（p.186, 項目4〜7）を段階的に取り入れて練習していきます。そうしてリクエストの最終形態ができあがります。

セラピスト：ではスティーブさん，もう一度リクエストを読み上げてみてください。そこから改善していきます。
クライアント：分かりました。ジュディ，平日は夜寝る前に仕事用のシャツにアイロンがけをしてほしい。
セラピスト：考えてみてください。「良好なコミュニケーション」のポイントを驚くほどたくさん踏まえていますよ。1つの問題だけを簡潔に，非難することなくポジティブな言葉で，明確かつ具体的に述べています。最初の3項目はできているということです。では新しい項目を見てみましょう。まず，ジュディさんに夜の内にアイロンがけをしてもらうこ

とがなぜあなたにとって重要なのかあなたの気持ちを伝えてもらえますか？　実際，先週このリクエストについて話した時にそのことについてすでに話されたのですが。

クライアント：話しましたね。できますよ。朝アイロンがけをされると仕事に遅れるんじゃないかと不安になるからです。仕事や学校に行く前の我が家は大騒ぎなので，シャツのアイロンがけをすごく急いでやっていることがあるんです。

セラピスト：完璧です，スティーブさん。不安になるという気持ちとその理由を説明できました。では5項目目の「相手の立場からその問題を見てみて，理解を示す言葉を述べる」をやってみましょうか？

クライアント：ジュディにはやることが他にもたくさんあるからアイロンがけをする時間を取ることすら難しいということはちゃんと分かっています。

セラピスト：結構です。今のは「理解を示す言葉」でしたね。次の項目は面白いですよ。今挙げられた問題に対して部分的責任を負うことができますか？

クライアント：やってみます。そうですね，後からジュディが僕にリクエストするように夜の内に僕が皿洗いをやっておけば，ジュディには夜時間ができて，アイロンがけもしてもらえると思います。

セラピスト：素晴らしいです。もう一つ進みましょう。何らかの形で援助を申し出ることはできますか？

クライアント：確実なのは皿洗いをもっと手伝うことを申し出ることだと思います。

> 注）この後セラピストは上記のすべてをまとめて言葉にしてもらいます。この過程のおかげで良好なコミュニケーションを構成する練習ができるだけでなく，パートナーにも邪魔することなくリクエストのすべてを聞いてもらうことができました。洗練したあとのリクエストには通常は好意的な回答が返ってくるものです。

セラピスト：ではすべてをまとめて言葉にしてみてください。新しいルール

をもう一度説明しましょうか，それともリストをまとめた用紙を再確認しますか？
クライアント：まずは用紙を見ながらやってみます。ジュディ，平日は夜寝る前に仕事用のシャツにアイロンがけをしてほしい。これが最初の部分。次の部分はこんな感じでしょうか。ジュディ，朝の君はやることが多くてとても忙しそうだから，シャツのアイロンがけが間に合わないんじゃないかと不安になるんだ。そうなると仕事に遅れてしまうから。
セラピスト：スティーブさん，素晴らしいできですよ。後2つ文章を加えましょうか。部分的責任を認め，手助けを提案できますか？
クライアント：そうでした。ジュディ，たぶん僕が十分手伝えていないんだと思うよ，だって，もっと僕が家のことをしたら君にも夜の内にアイロンがけをしたりする時間の余裕ができるはずだから。僕にできることをしたいから，皿洗いをもっと手伝おうと思うんだけどどうかな？
セラピスト：私は良いと思います，スティーブさん，ですが大切なのはジュディさんがどう思うかですね。

●聞き手の役割

「完璧な」コミュニケーションであっても，相手から望ましい回答を引き出すことがずっとできないままなら意味がありません。パートナーがすべてのリクエストに同意しなくてはならないという意味ではなく，少なくともじっと耳を傾けてもらい，はっきりしない部分については質問してもらう必要があります。聞き手側の最後の「ルール」は即座にリクエストを拒否せず代替案を提示することです。

セラピスト：どう思われますか，ジュディさん？
妻：おかしいんですけど，夫がシャツのアイロンがけを夜の内にしてほしいというのを最初に聞いたときはちょっと腹が立ったんです。これ以上まだ何か要求するつもりなの，って。でも今みたいに言われるとあまり腹が立たないんです。まだそのとおりに同意できるとは思いませんが，話し合う余地ができたように思います。

セラピスト：今はそれで十分です。話し合いや交渉をする余地があること。ですがその前に，まず何点か確認させてください。今の言葉をしっかりと聞いてみて，スティーブさんの要求についてはっきりさせるために何か聞いておきたいことはありますか？
妻：今の言葉はすべてきちんと聞きました。1つだけはっきりさせておきたいのは，その代わりに夫がどれくらいの頻度で手伝いをしてくれるつもりなのかということです。
セラピスト：スティーブさんのリクエストを尊重しようと検討されているので，少し条件を交渉すれば実現できそうだということでしょうか。合っていますか？
妻：そうです。あまり手伝っていないと認めてくれましたし。
セラピスト：結構です。今あなたはここに書かれていなもう1つの「ルール」に沿って，決して即座にリクエストを拒否せず代替案を提示する，ということをやりました。では今交渉をしてみましょう。これは取引です。もし彼が＿＿＿＿＿＿＿＿＿＿＿＿＿＿＿＿＿＿したら，あなたは夜の内にアイロンがけをする。空欄はあなたが埋めてください。
妻：夕食後の皿洗いをしてほしいです。ああ，これは完璧な結婚生活の用紙に私が最初に書いたリクエストそのものです。これは最初からリクエストするつもりだったんです！　ということは，もし彼がこれに同意してくれたら夫も見返りが得られるということですね。

　リクエストに対する相手の回答は，相手自身のリクエストがどう受け取られたか次第で変わってくるものです。この種のコミュニケーションは少し複雑になりますが，同じガイドラインの適用が可能です。

● 交渉術

　リクエストを受けた側には，そのリクエストを十分検討し，完全に納得のいく回答をするチャンスが与えられなくてはなりません。そうしなければ，セッション中だからと心に憤りを抱えたまま口だけで同意をさせることになってしまいます。そうなるとリクエストが実際に守られる可能性はごくわ

ずかです。ここでセラピストは妻側のリクエストを提示させることによって夫のリクエストに交渉する場を与えています。

セラピスト：スティーブさん，あなたが奥さんのためにどれくらいしてあげるつもりなのかが分からない限り最終的な答えはジュディさんから聞けそうにありませんよ。ジュディさん，用紙に書いたとおりスティーブさんに対するリクエストを述べてみてください。それから改善のため要点ごとに手を加えていきましょう。

妻：スティーブ，毎晩8時前にはお皿を洗ってほしいわ。次の部分を加えなくてはいけませんね，4項目目からで良いですか？

セラピスト：どうぞ。助けが必要ならおっしゃってください。

妻：スティーブ，仕事が終わって家に帰る頃には私はとても疲れているの。あなたも仕事人間だと知っているからあなただって疲れ切っているのは分かっているんだけど，そうしてくれると私を気遣ってくれていると思えるの。ちょっと待ってください，困ったわ！　部分的責任を負うって。そんなことできるかしら。お皿が汚れているのは私の責任でもあるとは言えるけど，先生が言っているのはそういうことじゃありませんよね。

セラピスト：部分的責任を負うというのは，つまるところ相手を非難「しない」こと，問題のすべてが相手のせいだと示唆「しない」ことです。どんな問題にもご主人が関与しているのと同様に，この問題にもあなたも関与していると伝えることです。

妻：じゃあ，昔みたいに食後も元気でいられれば良いんだけど，というのはどうでしょう。以前は無理なくできていたんです。だからいつも何も言わずにお皿を洗っていたんです。夫はそれに慣れてしまったんですね。今ので部分的責任を負うことができていましたか？

セラピスト：はい。それに理解を示す言葉も言えました。たとえば，テーブルを片付けてお皿をシンクに持って行くのが遅くなる，というのを部分的責任として提案しようかと思っていたんです。あなたの場合それが当てはまるかどうかは分かりませんが，部分的責任の良い例ではないかと思います。

妻：いえ，私はいつも素早くテーブルを片付けるので，それは問題じゃないと思います。

 注）部分的責任を負う方法はたくさんあります。そもそも問題が存在することに対して部分的責任を負うというやり方もあれば，解決策が考え出せないことに対して部分的責任を負うこともできます。いずれにせよ，問題の全責任が相手にあるという考え方を決してしないという習慣をつけてもらうことが主な目的です。自分も影響を及ぼしたという事実をそれぞれが受け入れなくてはなりません。

セラピスト：最後の項目です。手助けを申し出ることができますか？
妻：ううん。難しいですね，だって今でも家事はほとんど私がやっているんですよ。8時になるまではお皿のことで彼にうだうだ言わない，っていうのでも構いませんか？　本当はもっと早くやってほしいんですが，もしこの時間厳守に同意してもらえるならその時間まではとやかく言わないように頑張ります。
セラピスト：良い提案だと思いますよ。素晴らしい。ではスティーブさんの回答を聞きましょう。でもまず，スティーブさん，今のリクエストをきちんと聞いていましたか？
クライアント：ひと言も漏らさずに！
セラピスト：ジュディさんのリクエストで不明瞭な点がありましたか？
クライアント：さっき先生が挙げた点だけです！　テーブルを片付けるのは誰がやるのか？　いつもどおり妻がやってくれるつもりのようですが，念のため確認しておきたいです。
妻：テーブルを片付けてお皿をシンクまで持って行くのは私がやるわ。それを洗ってさえもらえればそれで嬉しいわ。
セラピスト：では決断しましょう。ジュディさんのリクエストに同意しますか，それとも代替案を出しますか？　同時にリクエストを出し合っているので少し複雑ですね。お二人ともの要求が叶えられそうですか？

注）セラピストはここで「聞き手」の役割を再確認しました。そして，夫婦が自分たちだけで最終的な解決策を取り決めることができるか，それとも援助が必要かを確認しています。

妻：じゃあこれはどうですか？　スティーブがお皿を洗ってくれた夜はその日の内にアイロンがけをします。お互いに良いことを同じ日にし合えるように，私のリクエストを毎晩から週5日に変えます。スティーブ，どうかしら？

クライアント：それで良いよ。もっと家事を手伝わなくちゃいけないとは思うし，それに君がさっき言ったように，これなら僕にも見返りがある。

セラピスト：ではお互いのリクエストに同意しますか？

クライアント：どうやらそのようです。

セラピスト：そのことをぜひ誇りに思ってください。この後もういくつかやってみて，ご自分たちだけでもこういったコミュニケーションの取り方をしたいと思ってもらえるようになれば嬉しいです。この方法をこれから1週間試してもらえますか？　もし問題にぶつかることがあれば次のセッションで話し合いましょう。

　この新しい課題を1週間続けてほしいという希望をセラピストは伝えました。また，難しい点があるかもしれないけれど次のセッションで対応するということも示唆しました。この新しい課題は1週間のうち5日間実行しなくてはならないというかなり大がかりなものなので，家事に関するリクエストはこれで終わりにします。代わりに別のカテゴリーでもう少し簡単なリクエストを言葉にする練習を行います。また，リマインダーとして自宅に貼っておくために課題を紙に書き出してもらいます。

　今後のセッションで約束の遂行について確認していく中で，遂行しなかった場合の罰則を組み込んだリクエストの方が上手くいく場合もあるということがお分かりいただけると思います。たとえば，玄関の横に置かれたゴミ袋は収集場所に出しておくということに夫が同意したとします。罰則として，もしそれをし忘れた場合はゴミ出しに加えて夕食を1回作らなければならな

いというルールにも同意するなどします。これについてはあらゆる方法を取ってみて，それぞれの夫婦にとってどれがいちばん上手くいくか，最もやりやすいかを見つけ出してください。

●セッションの終了

セッションを終わる前には必ず，二人の努力すべてを前向きに強化し，物事は必ず改善します，と請け負うことを忘れないようにしましょう。1週間宿題に取り組むこと，用紙は次のセッションにも持ってくることを伝えます。最後に，次の予約までに問題が生じたら電話をかけるよう促してください。夫婦セッションの最初の数回を終えたら，それ以降は週1回に減らすのが通常のやり方です。

本章では問題飲酒者の夫婦関係に取り組むことの理論的根拠を紹介し，それに対するしっかりした形式を示しました。進捗状況を観察するためには結婚幸福度尺度を使用します。基本的コミュニケーションスキルには書面（完璧な結婚生活様式）と口頭（リクエスト作成）の両方の課題で取り組みました。ポジティブに敬意をもって相手を扱うということが全体を通しての重要ポイントです。良好なコミュニケーションのルールを見ればこれは明らかですし，また，相手に優しくするためのデイリー・リマインダーの作成の過程からもお分かりいただけると思います。

別表 9.A 結婚幸福度尺度（Marriage Happiness Scale）

この尺度はあなたの結婚生活における以下の 10 の分野での現在のあなたの幸福度を測るためのものです。各分野を評価する際次のようにご自身に尋ねてください。

「この分野で相手に対する自分の満足度はどれくらい？」

そして尺度上の数字に丸を付けてください。左に行くほど幸福度が低いことを示し，右に行くほど幸福度が高いことを示します。

結婚生活の各分野における幸福度がどれくらいかを数字を使って示すということです。

注意：これは現在の幸福度を示すものですので，今日現在の気持ちについて考えてください。また，一つのカテゴリーが他のカテゴリーに影響しないよう気をつけてください。

	最高に不幸								最高に幸福
1. 家事	1	2	3	4	5	6	7	8	9	10
2. 育児	1	2	3	4	5	6	7	8	9	10
3. 社会活動	1	2	3	4	5	6	7	8	9	10
4. 金銭管理	1	2	3	4	5	6	7	8	9	10
5. コミュニケーション	1	2	3	4	5	6	7	8	9	10
6. セックスと愛情表現	1	2	3	4	5	6	7	8	9	10
7. 仕事／学校	1	2	3	4	5	6	7	8	9	10
8. 感情的サポート	1	2	3	4	5	6	7	8	9	10
9. パートナーの自主性	1	2	3	4	5	6	7	8	9	10
10. 全体的幸福度	1	2	3	4	5	6	7	8	9	10

名前：
_____

日付：
_____

別表 9.B　結婚幸福度尺度（Marriage Happiness Scale）

　この尺度はあなたの結婚生活における以下の 10 の分野での現在のあなたの幸福度を測るためのものです。各分野を評価する際次のようにご自身に尋ねてください。

「この分野で相手に対する自分の満足度はどれくらい？」

　そして尺度上の数字に丸を付けてください。左に行くほど幸福度が低いことを示し，右に行くほど幸福度が高いことを示します。

　結婚生活の各分野における幸福度がどれくらいかを数字を使って示すということです。

注意：これは現在の幸福度を示すものですので，今日現在の気持ちについて考えてください。また，一つのカテゴリーが他のカテゴリーに影響しないよう気をつけてください。

	最高に 不幸								最高に 幸福	
1. 家事	1	2	3	4	5	6	⑦	8	9	10
2. 育児	1	2	3	4	⑤	6	7	8	9	10
3. 社会活動	1	2	③	4	5	6	7	8	9	10
4. 金銭管理	1	2	3	4	5	⑥	7	8	9	10
5. コミュニケーション	1	2	3	④	5	6	7	8	9	10
6. セックスと愛情表現	1	2	③	4	5	6	7	8	9	10
7. 仕事／学校	1	2	3	4	5	⑥	7	8	9	10
8. 感情的サポート	1	2	③	4	5	6	7	8	9	10
9. パートナーの自主性	1	2	3	4	5	⑥	7	8	9	10
10. 全体的幸福度	1	2	3	④	5	6	7	8	9	10

名前：ジュディ

日付：1月6日

別表 9.C　結婚幸福度尺度（Marriage Happiness Scale）

　この尺度はあなたの結婚生活における以下の 10 の分野での現在のあなたの幸福度を測るためのものです。各分野を評価する際次のようにご自身に尋ねてください。
「この分野で相手に対する自分の満足度はどれくらい？」
　そして尺度上の数字に丸を付けてください。左に行くほど幸福度が低いことを示し，右に行くほど幸福度が高いことを示します。
　結婚生活の各分野における幸福度がどれくらいかを数字を使って示すということです。
注意：これは現在の幸福度を示すものですので，今日現在の気持ちについて考えてください。また，一つのカテゴリーが他のカテゴリーに影響しないよう気をつけてください。

	最高に 不幸								最高に 幸福	
1. 家事	1	2	3	4	5	6	7	8	⑨	10
2. 育児	1	2	3	4	5	6	7	⑧	9	10
3. 社会活動	1	2	3	4	5	⑥	7	8	9	10
4. 金銭管理	1	2	3	4	5	6	⑦	8	9	10
5. コミュニケーション	1	2	3	4	5	6	⑦	8	9	10
6. セックスと愛情表現	1	2	3	4	5	⑥	7	8	9	10
7. 仕事／学校	1	2	3	4	5	6	7	⑧	9	10
8. 感情的サポート	1	2	3	4	⑤	6	7	8	9	10
9. パートナーの自主性	1	2	3	4	5	⑥	7	8	9	10
10. 全体的幸福度	1	2	3	4	5	6	⑦	8	9	10

名前：スティーブ

日付：1月6日

別表 9.D　完璧な結婚生活様式

　以下の各分野において，「あなたにとって」理想的な結婚生活にあなたが望む行動を書き出してください。それらの願いは簡潔，ポジティブ，具体的かつ測定可能な形で表してください。

1. 家事の分野で相手にしてほしいことは

    1. _____
    2. _____
    3. _____
    4. _____
    5. _____

2. 育児の分野で相手にしてほしいことは

    1. _____
    2. _____
    3. _____
    4. _____
    5. _____

3. 社会活動の分野で相手にしてほしいことは

    1. _____
    2. _____
    3. _____
    4. _____
    5. _____

4. 金銭管理の分野で相手にしてほしいことは

    1. _____
    2. _____
    3. _____
    4. _____
    5. _____

5. コミュニケーションの分野で相手にしてほしいことは

   1. _____
   2. _____
   3. _____
   4. _____
   5. _____

6. セックスと愛情表現の分野で相手にしてほしいことは

   1. _____
   2. _____
   3. _____
   4. _____
   5. _____

7. 仕事／学校の分野で相手にしてほしいことは

   1. _____
   2. _____
   3. _____
   4. _____
   5. _____

8. 感情的サポートの分野で相手にしてほしいことは

   1. _____
   2. _____
   3. _____
   4. _____
   5. _____

9. パートナーの自主性の分野で相手にしてほしいことは

   1. _____
   2. _____
   3. _____
   4. _____
   5. _____

10. 全体的幸福度の分野で相手にしてほしいことは

    1. _____
    2. _____
    3. _____
    4. _____
    5. _____

別表 9.E　完璧な結婚生活様式

　以下の各分野において，「あなたにとって」理想的な結婚生活にあなたが望む行動を書き出してください。それらの願いは簡潔，ポジティブ，具体的かつ測定可能な形で表してください。

1. 家事の分野で相手にしてほしいことは

　　1. 夕食後8時までに皿洗いをする
　　2. 汚れた洗濯物は直接洗濯籠に入れる
　　3. _____
　　4. _____
　　5. _____

2. 育児の分野で相手にしてほしいことは

　　1. _____
　　2. _____
　　3. _____
　　4. _____
　　5. _____

3. 社会活動の分野で相手にしてほしいことは

　　1. _____
　　2. _____
　　3. _____
　　4. _____
　　5. _____

別表 9.F　完璧な結婚生活様式

以下の各分野において，「あなたにとって」理想的な結婚生活にあなたが望む行動を書き出してください。それらの願いは簡潔，ポジティブ，具体的かつ測定可能な形で表してください。

1. 家事の分野で相手にしてほしいことは

    1. 平日はアイロンがけを前の晩の内にする
    2. 洋服などの補修は伝えてから2週間以内にする
    3. ＿＿＿＿＿＿＿＿＿＿＿＿＿＿＿＿＿＿＿
    4. ＿＿＿＿＿＿＿＿＿＿＿＿＿＿＿＿＿＿＿
    5. ＿＿＿＿＿＿＿＿＿＿＿＿＿＿＿＿＿＿＿

2. 育児の分野で相手にしてほしいことは

    1. ＿＿＿＿＿＿＿＿＿＿＿＿＿＿＿＿＿＿＿
    2. ＿＿＿＿＿＿＿＿＿＿＿＿＿＿＿＿＿＿＿
    3. ＿＿＿＿＿＿＿＿＿＿＿＿＿＿＿＿＿＿＿
    4. ＿＿＿＿＿＿＿＿＿＿＿＿＿＿＿＿＿＿＿
    5. ＿＿＿＿＿＿＿＿＿＿＿＿＿＿＿＿＿＿＿

3. 社会活動の分野で相手にしてほしいことは

    1. ＿＿＿＿＿＿＿＿＿＿＿＿＿＿＿＿＿＿＿
    2. ＿＿＿＿＿＿＿＿＿＿＿＿＿＿＿＿＿＿＿
    3. ＿＿＿＿＿＿＿＿＿＿＿＿＿＿＿＿＿＿＿
    4. ＿＿＿＿＿＿＿＿＿＿＿＿＿＿＿＿＿＿＿
    5. ＿＿＿＿＿＿＿＿＿＿＿＿＿＿＿＿＿＿＿

別表 9.G　相手に優しくするためのデイリー・リマインダー

氏名：_____

　　開始週　_____

	曜日							
今日相手に感謝を示しましたか？								
今日相手を賞賛しましたか？								
今日嬉しいサプライズを何かしましたか？								
今日愛情を目に見える形で表しましたか？								
今日相手との楽しい会話に完全に意識を集中させましたか？								
今日楽しい会話のきっかけを作りましたか？								
今日頼まれる前に何か手伝いを申し出ましたか？								

第 10 章

CRA 再発防止

　薬物乱用者のための最近のしっかりとしたプログラムには必ず再発防止の要素が含まれています。CRAの再発防止は最初のセッションから始まり，その後継続的に続けていきます。一般的な飲酒状況の前兆やその影響を示すためのツールとしてすでに機能分析をご紹介しました。機能分析は再発防止のために1回の再発を調査する際にも使うことができます。本章では，特定可能な決断の連鎖の結果，再び飲酒を始めてしまう流れを，機能分析と他のいくつかの方法を用いて説明します。ここでの目標は，望んでいない飲酒をすべて「防止」し，もしそうなってしまった場合に「介入」するための方法を学ぶことです。

●機能分析：再発用

　CRAでは起こってしまった1回のスリップを調査するために新たな機能分析を作成します。これによって再発状況をこと細かに分解し，なぜ起こったのかをより詳しく見ることができるからです。以下の会話で，将来的な再発防止のためのCRA飲酒行動の機能分析（FA：再発用）用紙（別表10.A）の使い方を説明します。まずセラピストは，このような厳しい状況の中，治療に戻ってきてくれたことを強化します。そして即座に解決に向けた姿勢を取り（第7章参照），問題解決に向けてクライアントを導きます。まずクライアントの飲酒の引き金と再発の関連性を指摘します。次に，ストレスの多いハイリスクな時期に飲酒に取って代わる行動を考えます。最後に，飲酒に伴う短期的なプラスの結果が，特定された代替行動からも得られるかどうかを確認します。将来ハイリスクな状況に陥ったクライアントがその代替行動を実際に取る可能性が高まるからです。

セラピスト：ラファエルさん，来てくれてありがとうございます。厳しい状況だそうで大変だと思いますが，お越しいただけてよかった。いったいどうされたんですか？

クライアント：仕事を解雇されてしまい，また飲み始めてしまったんです。10年も続けた仕事をですよ。最低の気分です。

セラピスト：それはひどい。再雇用の可能性は？

クライアント：ありません。工場が閉鎖になったんです。

セラピスト：ここには求職プログラムもあります。求職カウンセラーに会ってみて新しい仕事をできるだけ早く探すことにしましょう。

> 注）再発後にクライアントがセラピーに再び訪れたことを強化しています。そして，求職プログラムを利用するよう提案することで前向きな方向に進めようとしています。

クライアント：分かりました，そうします。働きたいんです。金が必要なんです。車のローンも住宅ローンもありますから。

セラピスト：今日のセッションの後すぐに求職カウンセラーをご紹介します。今はまず再発について詳しく教えてください。治療を始めた当初，飲酒の引き金や影響に関する用紙を作成したのを覚えていますか？

クライアント：はい。初めて来たときにやりました。それが何か？

セラピスト：あれによく似た用紙を今日も使いたいと思っています。今から使用するのは今回の再発を分析するもので，それによって今後の発生を防止します。

クライアント：なぜ飲んでしまったのかは分かっていますよ。クビになったから。ムカつく！　不公平だ！

セラピスト：本当に不公平ですし，そのように腹が立つのも分かります。それらの感情のどれが飲酒を引き起こしたのかをよく検討して用紙に記入していきたいと思います。左上の端から始めましょう。

> 注）CRA 飲酒行動の機能分析（FA：再発用）の用紙（別表 10.A）参照。

クライアント：マックスという義理の弟と一緒の時でした。あいつもクビになったんです。次の質問に進みましょうか？

セラピスト：どうぞ続けてください。その調子です。

クライアント：飲む場所はあいつの家が多かったです。あいつは一人暮らしなのでだれも文句を言わないから。クビになった先週の金曜日からずっとビールを飲み続けですよ。5日連続で飲んでしまいました。

> 注）外的引き金に関する情報はクライアントからすべて聞き出しました。セラピストは用紙の1つ目の欄に記入しました。完成した表を参照してください（別表10.B）。

セラピスト：飲むのを止める決心をされて良かった。大変でしたね。ではこれ以上の問題を防ぐ方法を考えていきましょう。2つ目の欄に移りましょう。お酒を飲む前に考えていたのはどんなことですか？

クライアント：クビにするなんて不公平すぎるって。とにかく腹が立って仕方がなかった。

セラピスト：クビになるなんて不公平すぎると考えていたんですね。

クライアント：そうです。ずっと嘘をつかれていて，突然放り出されて。ムカつく。実際に体調が悪くなったくらいです。

セラピスト：体調が悪いとはどういうことですか？

クライアント：胃がむかむかするんですよ。それにずっと緊張感があるのでくつろいでプレッシャーから逃げたくて。悲しくて腹が立って。だから酔っぱらいたかった。美味い酒を飲んでも許されると思った。クビになったんですから。

セラピスト：それらの問題への対応方法が飲酒だったということですね。

クライアント：そうです。6カ月も断酒したんだから。飲んでも許されると思ったんです。クビになったんだから。

> 注）2つ目の「内的引き金」の欄はこれで完成しました。ネガティブな精神状態，ネガティブなつぶやき，低い対処能力などのすべてが再発の一因であったこ

とがこの時点で明らかになりました。

セラピスト：クビにされて腹も立つし裏切られたような気分でしょうね。ですがこれらの問題に対応するための別の方法があったのではないでしょうか。飲酒はベストな解決策ではありません。後ほど，問題解決といったスキルをどう使えばよかったかをお見せします。まずは今回の再発の調査を終わらせましょう。用紙を見ていただくと，すでに3つ目の欄の答えがほとんど出ていることが分かりますね。義理の弟さんと一緒にビールを5日連続で飲んでいるとおっしゃいましたね。だいたい量はどれくらい飲みましたか？

クライアント：だいたい毎日1ケースあけてましたから，僕が半分飲んだとして，全部で2ケース半から3ケースでしょうか。

セラピスト：飲酒のおかげで得られたプラスなことが何かありましたか？

クライアント：とにかくクビになったことについて文句を言いまくっていました。マックスといると楽しいんです。それに安心して飲めるからあいつの家が好きなんです。

セラピスト：続けて！

クライアント：飲んで会社の悪口を言いまくって最初は楽しかった。気分も良かったし，満足した。復讐しているような気分になった。でも止まらなくなってしまった。

セラピスト：心地よい体の感覚はありましたか？

クライアント：リラックスできたことでしょうか？

セラピスト：リラックスできたとどうして思いましたか？

クライアント：胃のムカつきがおさまりました。興奮も少し覚めたように思います。

注）3つ目の「行動」の欄と4つ目の「短期的なプラスの結果」の情報を集めることができました。この後セラピストは，長期的なマイナスの結果に進めるか，もしくは，先ほど聞いた「短期的なプラスの結果」を得ることのできる代替行動がないか詳しく尋ねます。クライアントによって何が最も有益か

を考えて決めてください。このセラピストは，お酒のかかわらない代替行動について話し合うことにしました。

セラピスト：ラファエルさん，お酒を飲むことでその時あなたが必要としていたことがたくさん満たされたというのは重要だと思います。しかし，お酒を飲まずにできる何か他のことでも同じようにポジティブな考えや気分を得ることができなかったでしょうか。何か思いつきませんか？
クライアント：それは僕も考えました。これは何週間か前にも話したことですよね。家に帰って妻に話を聞いてもらえば良かったかもしれない。先にAAミーティングに立ち寄っても良かったかも。もしかするとマックスならAAミーティングについて来てくれたかもしれない。
セラピスト：すべて良いアイデアだと思いますよ。当時を思い出すとどれがいちばん良い選択だったと思いますか？　居心地の良い場所で好きな人と一緒にいたかったんですよね。クビになったことについての腹立ちについて話をしたかったんですよね。話すことで満足して，その後落ち着くことができたとおっしゃいましたね。

　注）飲酒の「短期的なプラスの結果」の欄に記入したクライアントの答えを読み上げています。これらのプラスの結果が代替行動から得られないようなら将来的にその行動をクライアントが取る可能性は非常に低いでしょう。

クライアント：ミーティングにマックスについて来てもらえば良かったと思います。それから僕の自宅に連れ帰って夕食をごちそうすれば良かった。妻は気にしなかったはずだ。
セラピスト：そうしたら満たされたと思いますか？
クライアント：きっと。今考えるとよく分かります。
セラピスト：5日連続で飲酒する代わりにマックスさんと一緒にミーティングに行って夕食を自宅で取ることの利点は何だと思いますか？
クライアント：酒をまったく飲まずに済んだと思います。自分は衝動的な人間なので，1日か2日時間をおいて落ち着くことができたら乗り越えられた

かもしれない。あまりに腹が立ちすぎて自制心を失ってしまいました。

セラピスト：大丈夫ですよ，ラファエルさん。お酒をもう一度止めようとセラピーを始められたじゃありませんか。後で問題解決をやっていきましょう。まずは再発の用紙を仕上げてしまいたいと思います。最後の「長期的なマイナスの結果」の欄に進みます。

クライアント：全部挙げていきましょうか，それともマイナスなことだけ話しましょうか？

セラピスト：どうぞ。話してください。

クライアント：妻も両親もすごく怒っています。自分がダメ人間のようで嫌な気分です。後は簡単です。仕事を見つければ良いんです。

セラピスト：5日連続で飲酒してしまったことが求職状況や金銭問題に影響しましたか？

クライアント：使うべきじゃないお金をビールに使ってしまいました。求職について？　それはまあその時間を使って新しい仕事を探したり，少なくとも仕事について考えることはできたかもしれません。

セラピスト：今日はとても上手く進んでいますよ，ラファエルさん。では用紙を使って今回の再発を深く掘り下げてみましょう。それから，この危機を乗り越えるためのもっと良い方法を探すために問題解決を行いましょう。

　この最後の情報をどのように用紙に記入したかについては別表　10.B を参照してください。この後セラピストは再発用の FA を使って要約と指導を行います。引き金を詳細に確認し，クライアントがどこで良くない判断を下してしまったかを指摘します。それから，認知再構成や問題解決といった臨床的手段によってもう一度適切な対処法を教えます。この再発を利用してより良い判断を下す方法をクライアントに再教育するのです。

● 再発につながる行動連鎖

　CRA では，衝動が高まりスリップしそうになっていることを認識するためのスキルも教えます。スリップの引き金は通常1つではなく連鎖しています。この一連の出来事を「行動連鎖」と言います。先ほど出てきた人物と状況を

使って，再発に直接的につながったクライアントの一連の決断と出来事を紹介します。ラファエル氏がスリップした時に最初の一杯を飲むずっと以前に再発が徐々に始まっていたことを黒板を使って示していきます。

- ステップ1. ラファエルは腹を立て裏切られたと感じている。クビになったことをマックスがどう感じているかを知りたい。
- ステップ2. 職場を出てマックスの家に車で向かう。今回の件に関するマックスの意見を聞きたいだけとこの時点では本人は思っている。
- ステップ3. マックスの家が近づくにつれ不安になってくる。
- ステップ4. 不安な気持ちを抱えたままマックスの家に入る。昔の飲酒状況を思い出させる雰囲気がそこにある。
- ステップ5. ラファエルとマックスはキッチンに腰かけて会社の文句を言い始める。声がどんどん大きくなる。
- ステップ6. マックスは喉が渇いたと言いながら部屋をうろつき始める。
- ステップ7. マックスは冷蔵庫からビールを2缶取り出す。
- ステップ8. マックスはラファエルの前のテーブルにビールを置く。
- ステップ9. マックスはまあ頭を冷やそうと言いながらビールをラファエルの方に寄せてくる。
- ステップ10. ラファエルは勧められるままにビールを飲み始める。

この一連の出来事を見ると，クビになったことをマックスがどう思っているのか知りたいと考えた時点でラファエルの再発の過程が始まっていることが分かります。各ステップでの小さな決断がどんどんラファエル氏を飲酒へと導いていることを指摘します。たとえば，マックスが喉が渇いたと言いながら部屋をうろつき始めた時（ステップ6），ラファエル氏はテーブルの前に腰かけたままでいることを「決断」しました。この時点で席を立ちその場を離れるか，もしマックス氏がお酒を飲むつもりなら今夜は帰ると伝えるなどという決断ができれば安全だったはずです。また，行動連鎖は段階が早いほど断ち切りやすいということを教えてください。たとえば，クビになっ

たことに他の人がどう対応しているかを知りたいと思ったラファエル氏が，マックスの家に行かず，お酒を飲まない友人を選ぶという決断をすることができていれば飲酒の誘惑を拒否しやすかったはずです（ステップ1）。マックス氏の家のキッチンという馴染みのある昔の飲酒状況に一旦身を置いてしまうと(ステップ5)，飲酒を「しない」という決断はどんどん難しくなります。

　再発を取り扱うセッションの中には行動連鎖を紹介するチャンスがいくつもあります。引き金について話している時，再発の機能分析がすべて完成した時などに再発につながった一連の出来事を示して見せましょう。

●初期の危険信号

　CRA機能分析(FA：再発用)と先ほど紹介した行動連鎖といったスキルは，「すでに起こってしまった」再発に取り組んでいるセラピストとクライアントが使うためのものです。今後の再発「防止」が目的の場合は，最初に作成した機能分析（FA）の引き金の欄を使って今後起こりそうなハイリスクな状況を予測するのが一般的です。しかし，「初期の危険信号」というツールを使う場合もあります。

　「初期の危険信号」は，飲酒の前兆や引き金になりそうな行動を特定することを目的とした，再発防止の自己監視プロセスです。このシステムは，クライアントと一緒に大切な関係者（CO）を訓練することで成功率が高まります。これによって大切な関係者は，飲酒の引き金に関する重要な情報を得ることができ，また，差し迫る再発の危険信号を早い段階で認識することができるようになります。

　初期の危険信号の訓練の一環として，ハイリスクな状況が生じた場合，お互いに助け合うということにクライアントと大切な関係者（CO）の同意を得ます。昔のハイリスクな行動にいずれかの人物が気づいたら，事前に決めておいた方法で再発を防ぐための次のステップを迅速に取ります。クライアントや状況によってやり方は異なります。最もシンプルで思い切った方法はセラピストに連絡を取ることです。セラピストと電話で短い会話をするだけで事足りる場合もあれば，特に治療の初期段階や状況がふつうでない場合などには早急なセッションを要する場合もあります。

　以下の会話に登場するクライアントはまだ断酒3週間目です。クライアント

とその妻は回復の初期段階ではセラピストの指導が必要だと感じていたため，再発の前兆が見られたらすぐにセラピストに電話をかけることになっていました。電話をかけてきた妻のマリアは夫のフィルがここ数日落ち込んでいる様子だと話しました。そして二日続けてジスルフィラム服用を拒否した時点でセラピストに連絡を取ることにしたと言いました。セラピストはすぐさまセッションの予定を入れ，初期の危険信号の計画に従ってくれたことに対して妻を強化し，なぜ今前兆や引き金が現れたのかその原因を探り，断酒を続けることの強化子についてクライアントに話し，問題解決のための確固とした計画を提示します。

セラピスト：今夜はお二人揃って来ていただけて良かったです。フィルさん，今朝マリアさんと話した時，あなたがこの二日アンタビュースを拒否していることを心配されていましたよ。

クライアント：酒を飲んでるわけじゃありません。ただアンタビュースを飲みたくないんです。

セラピスト：アンタビュースを飲みたくない原因が何かありますか？

クライアント：自分でできると思うからです。薬は必要ありません。

セラピスト：なぜ必要ないと思われたんですか？

クライアント：酒を飲んでいないし，飲むつもりもないからです。それなのになぜ薬が必要なんですか？

セラピスト：そうですか。1カ月ほど前一緒に取り組みを始めた当初のことを覚えていますか？　アンタビュースなしで7日間断酒するという約束をしてもらいましたが，5日しかもちませんでした。これまでにも断酒という目標を達成できなかったことが何度かありました。今回も同じでなければ良いんですが。今回は最低30日間アンタビュースを服用するという約束をしましたね。教えてください。その同意を撤回させる出来事が何かあったんでしょうか？

クライアント：撤回しているわけじゃない。必要ないと言っているんだ。

妻：聞いてください。夫は夜も昼もなく家の中で塞ぎ込んで，子どもを無視して，私に八つ当たりしてくるんです。絶対に何かあります。

セラピスト：フィルさん，いったいどうされたんですか？　最近苛立ったり，

怒りっぽくなっていますか？　飲酒をやめてから2，3週間というのは体内で化学的な反応が起こり，感情の起伏が激しくなることが多いんです。以前お話ししたようにこれは想定内の出来事です。しかし今回のはふつうより過激で強烈なようです。それに，すでにお二人ともご存知のように，塞ぎ込んだり八つ当たりをするというのはこれまでの飲酒の前兆ではありませんか。マリアさん，あなたはそれらが前兆ではないかと気づいていたようですが，計画どおりアンタビュースの拒否が2回続くまで電話をかけずに待ちましたね。

妻：計画を立てておいてよかったです。そうでなければどうすれば良いか分からなかったと思います。

セラピスト：ありがとうございます，マリアさん。

> 注）セラピストは「初期の危険信号」の計画に従った妻を強化しました。しかし「なぜ」夫がアンタビュースの服用を止めてしまったのかは引き続き追及する必要があります。

セラピスト：フィルさん，何か話したいことがあるのではありませんか？

クライアント：いいえ別に。妻に聞いたらどうですか？　権限は彼女が握っているみたいだし。

セラピスト：いえ，あなたから直接聞きたいです。飲酒を止めるという決断をしたのはあなたですし，アンタビュースの服用を止めるという決断をしたのもあなたです。時期が来ればアンタビュースの服用を止めることに問題はありません。ですが，話し合うこともなく今止めてしまうべきではないと思います。

クライアント：正直なところ……「何も上手くいかない」ことにうんざりしているんです。これからいろんなことが上手くいくんだと思っていたのに。マリアは昔の飲酒や出来事を持ち出し続けるし。信用してくれないんです。

妻：前よりは信用してるわよ。

クライアント：飲酒を止めてアンタビュースを飲み始めたらいろいろ上手くいくと思った。やっと幸せになれると。二人ともそう思ってたんです。

セラピスト：断酒を初めてどれくらいですか，フィルさん？
クライアント：3週間くらいです。
セラピスト：そうですね。飲酒は何年続けられましたか？
クライアント：5年か，6年くらいです。はっきり分かりません。
セラピスト：とても長い飲酒歴です。あなたのこれからの人生に断酒の影響が現れるまではもう少し時間がかかるでしょう。やる気をなくさないでください。お酒を止めたいと思った理由の一つはマリアさんやお子さんたちのいる家に戻ることでしょう？　ホテル暮らしをしていた時より今の方がずっと幸せじゃありませんか？
クライアント：まあそうです。

　注）希望を持ち続けるようクライアントを励まし，断酒を続ける強化子を思い出させています。

セラピスト：では，これからどうしますか？
クライアント：今すべてを台無しにはしたくないです。きっと今は腹が立っているだけです。
セラピスト：腹を立てても構いません。でも怒りに対する効果的な対応法を身につけましょう。お二人には夫婦のコミュニケーションスキルを学ぶ機会が必要だと思います。今日やってみましょう。言いづらいことでもお互いに安心して言えるようにならなくてはなりません。それにマリアさん，フィルさんがアンタビュースの服用を再開した時に支え，強化してあげられるようもう一度練習しましょう。昔の問題を持ち出しても今は何の役にも立ちません。それにフィルさん，もう一度アンタビュースの利点を一緒に再確認しましょう。

　注）ここでセラピストは，ジスルフィラム服用の監督役は非常に協力的でなくてはならないということを念押しし，また，今とても必要なコミュニケーションスキルのトレーニングを今日中に行うことを決めました。そして最後に，ジスルフィラム服用の利点を再確認することにしました。

クライアント：いえ，その必要はありません。分かりました。30日達成するまでジスルフィラムを続けます。でもその後のことは約束しませんよ。
セラピスト：それで構いません。一歩ずつ進んでいきましょう。30日が終わったらアンタビュースについて見直すことにしましょうか。では，お互いに怒りの感情を伝えるもっと健全な方法を考えていきましょう。

　この会話での重要点は，妻が「初期の危険信号」計画に従って反応し，二日続けて夫がジスルフィラムを拒否した時点でセラピストに電話をかけたことです。それを受けたセラピストは迅速にセッションを予定し，約束を破った原因をクライアントと共に調査しました。このタイムリーな介入のおかげで再発を防ぐことができたことでしょう。また，差し迫った危機は回避できたかもしれませんが，怒りについてコミュニケーションをとる新しい方法をこの夫婦に教えることは必要不可欠です。
　このような「試す」行為は治療の初期段階でよく見られます。さまざまな形で現れるこの行為は必ずしもクライアントによるものだけではありません。ジスルフィラムに関するものばかりでもありません。また，飲酒の引き金と再び接点を持つことも「初期の危険信号」に指定しておくと良いでしょう。

●再発防止のための認知再構成

　先程の会話に出てきた夫婦は，初期サインや引き金が見られたらセラピストに電話をするよう教えられていました。上述のとおり，このクライアントは回復初期にあったためこういった手段が必要だと考えられたからです。治療を続ける中で，飲酒が頭をよぎったり衝動が起こるたびにセラピストに電話をかけるということが必要なくなる時期はいずれやってきます。その段階に辿り着いたクライアントには認知再構成と呼ばれる認知行動的技法を使ってもらいます。これは第6章の飲酒拒否トレーニングですでに紹介したものです。
　認知再構成とは不適応な思考パターンを突き止めて変えていく手順のことでした。飲酒衝動を体験している人のネガティブな思考は一般的に次のようなものです。

- 「酒でも飲まなきゃやってられない」
- 「1杯か2杯だけ飲んだらやめておこう」
- 「もう無理。自分はアルコール依存症だ」
- 「どうせもう台無しにしてしまったんだ。ならもっと飲んでしまえ」
- 「ずっと頑張って来た。1杯くらい飲んでも罰は当たらない」

　最初に作成した機能分析（FA）（別表2.A）の内的引き金の項目を示し，過去に飲酒につながったネガティブな思考パターンをすぐに見せられるようにしておきましょう。関連性にクライアントが気づいたら，新たな状況におけるネガティブな考え方がどういったものかにも気づくことができるはずです。次の課題はそれらの再発の引き金に対応する適切な方法を教えることです。まずは不適切な，飲酒につながりがちな思考に勝る考え方をさせることが認知再構成の目的です。ポジティブな思考によりポジティブな気持ちが生まれます。いつも飲酒につながってしまうネガティブな言葉を自分が繰り返していることに気づいたクライアントが，自動的にポジティブで健全な別の言葉に置き換えて自信を高めることができるようになるのが理想です。以下に例を挙げます。

- 「本当にすべてを無駄にしてしまっていいの？　ずっと頑張ってきたのに。このまま飲まなければきっともっと自信がつくはずだ」
- 「本当はお酒なんて必要ない。そう思っていたのは昔の自分だ。今は他に気分を良くする方法がたくさんある！」

　第6章で述べたように，ポジティブな思考の後には代替となる「行動」を取ると良いでしょう。散歩をする，友人に電話をかける，AAミーティングに参加する，昼寝をするなど非飲酒行為はたくさんあります。過去に飲酒から得ていた短期的なプラスの結果を得られる行動を事前に計画しておくと再発防止に最も役立ちます。

　本章では再発防止のトレーニングを複数ご紹介しました。CRA機能分析

（FA：再発用），初期の危険信号，飲酒につながる思考の認知再構成です。どの手法を使うか，いくつの手法を使うかはセラピストの好みやクライアントごとの状況によって決めてください。これらの手法は飲酒の引き金の認識に基づいているため，再発防止には治療の初期段階から取り組むことが重要です。

別表 10.A　飲酒者の行動に関する機能分析（FA）：再発用

引き金			行動	短期的なプラスの結果	長期的なマイナスの結果
外的	**内的**				
1. お酒を飲むとき、**誰と**一緒にいた？	1. お酒を飲む前に**考えていること**は何でしたか？	1. 飲酒する**アルコールの種類は何**でしたか？	1. なぜ＿＿＿＿＿（誰）と一緒に飲んだのですか？	1. 飲酒のせいで、以下のカテゴリーにおいて生じたマイナスの影響は？
					a) 対人関係
2. お酒を飲んだのは**どこ**？	2. お酒を飲む直前はどんな**体調**でしたか？	2. **飲酒量**はどれくらいでしたか？	2. なぜ＿＿＿＿＿（場所）で飲んだのですか？	b) 身体的
					c) 精神的
3. お酒を飲んだのは**いつ**？	3. お酒を飲む直前はどんな**精神状態**でしたか？	3. **飲酒時間**はどれくらいでしたか？	3. なぜ＿＿＿＿＿（いつ）飲んだのですか？	d) 法的
				4. 飲酒中、楽しい**考え**が思い浮かぶと思いますが、どんなことを考えていましたか？	e) 仕事関係
				5. 飲酒中、心地よい体の感覚があると思いますが、それはどんなものでしたか？	f) 経済的
				6. 飲酒中、精神的にも心地よい感覚があったと思いますが、それはどんなものでしたか？	g) その他

別表 10.B 飲酒者の行動に関する機能分析（FA）：再発用

引き金		行動	短期的なプラスの結果	長期的なマイナスの結果
外的	内的			
1. お酒を飲むとき，**誰と**一緒にいた？ マックス	1. お酒を飲む前に**考えていることは**何でしたか？ クビになるなんて不公平だ 美味い酒を飲んでも許されるはずだ	1. 飲酒する**アルコールの種類は何**でしたか？ ビール	1. なぜ マックス （誰）と一緒に飲んだのですか？ クビになったことに文句を言い続けたかった。良い気分になった。	1. 飲酒のせいで，以下のカテゴリーにおいて生じたマイナスの影響は？ a) 対人関係 妻が怒っている（両親も）
2. お酒を飲んだのは**どこ**？ マックスの家	2. お酒を飲む直前はどんな**体調**でしたか？ 気分が悪い―胃のムカつき，興奮	2. **飲酒量**はどれくらいでしたか？ 2ケース半から3ケース	2. なぜ マックスの家 （場所）で飲んだのですか？ 邪魔する人がいないから。	b) 身体的 気分が悪い c) 精神的 自分がダメ人間のように感じる
3. お酒を飲んだのは**いつ**？ 金曜日―クビになってすぐ	3. お酒を飲む直前はどんな**精神状態**でしたか？ 怒り，悲しみ	3. **飲酒時間**はどれくらいでしたか？ 5日間	3. なぜ ＿＿＿＿（いつ）飲んだのですか？ 会社の悪口を言うのが楽しかったから。	d) 法的
			4. 飲酒中，楽しい**考え**が思い浮かぶと思いますが，どんなことを考えていましたか？ 復讐している気分だった。	e) 仕事関係 新しい仕事を探していなかった
			5. 飲酒中，心地よい体の感覚があると思いますが，それはどんなものでしたか？ リラックスして，胃のムカつきもおさまった。	f) 経済的 ビールにお金を使ってしまった
			6. 飲酒中，精神的にも心地よい感覚があったと思いますが，それはどんなものでしたか？ 満足感，復讐	g) その他

第 11 章

全 体 像

　CRAは単なる治療的介入ではありません。持続的な行動変化を支援する最適な方法に関する哲学を示すものです。しかし，新米セラピストの多くは，極めて広範囲にわたるCRAの行動的技法に戸惑います。その結果，全体像——非飲酒ライフスタイルを飲酒ライフスタイルより実りあるものにしていくという目標——を見失ってしまいます。この目標を達成すべくCRAセラピストを長年訓練してきましたが，その過程でよく見られる「失敗」がいくつか浮かび上がってきました。以下にその簡単な説明と解決法を記します。

CRA実行時によるある失敗

●クライアントの強化子を見失う

　クライアントの強化子を認識しておくことの重要性はいくら強調してもしすぎることはありません。変化の過程でしっかりと強化されなければ，その変化が長続きすることはありません。少し時間を取ってクライアントの飲酒問題と強化子の関連性を確認することをせず，飲酒問題だけを「治す」という狭い範囲に焦点をあててしまうのです。典型的な例を挙げると，近くの町で素晴らしい求人があり面接を取り付けようとしているクライアントがいるとします。しかし引っ越しをしなければならず，離婚した妻のもとにいる二人の子どもたちに会える機会が減ってしまうことが問題です。このクライアントの機能分析を見ると，子どもたちとの面会時間が重要な強化子の一つであることが明らかです。しかしセラピストは現在のハイリスクな飲酒環境からクライアントを離すことばかり考えており，そのせいでクライアントが失うものに目を向けられなくなっています。このようなミスを避けるため，ク

ライアントの機能分析やカウンセリングの目標の用紙を定期的に確認して動機を再確認してください。また，「このクライアントの強化子は何か？」と定期的に自問することも一つの方法です。

　初期の段階でクライアントの強化子を特定することはさらに難しいというCRAセラピストもいます。ある訓練中の学生は，クライアントをやる気にさせる強化子を見つけることは不可能であると断言しました。彼女は，アルコールの治療グループに参加するように言われていても，釈放されたときに飲酒を抑制するつもりのない囚人に女性刑務所で実施したことについて述べていました。クライアントのネガティブな言動に焦点を当てて，全体像を見失うことで，このセラピストはこれらの女性の生活における，少なくとも一つの重要な刑務所の外で暮らすという強化子を見つけることができていませんでした。彼女たちの経歴からは，過去の飲酒習慣の再開は，本質的には，刑務所に戻る経路をたどることになることは明らかだったのです。

　もちろん，重要な強化子の喪失と飲酒の関連性にセラピストが気づいたら，必ずそれをクライアントにも伝えなくてはなりません。いつでも「コロンボ」になれるようにしておきましょう。つまり，分かっていないふうを装って，逆説的な質問をするのです。たとえば，「よく分からないんですが。刑務所はすごく嫌で二度と戻りたくないとおっしゃっていたと思うのですが。また飲んでしまったら必ず戻ることになると思うんですが」といったように。もしくは，「私のことをとても気に入ってくださっているようですが，あなたの最終目的はここに来て私に会うことなんでしょうか」と言ってみるのも良いかもしれません。たとえば家族と一緒に過ごすことが強化子なのであれば，それを失う可能性を指摘するのはもっと容易です。「家に戻ってご主人やお子さんと一緒にいたいとおっしゃいませんでしたか？　また飲酒を始めてしまうということは，そもそも刑務所に行く原因となった問題に逆戻りするということですよ。ただ次回はもっと長い間家族に会えなくなるでしょうが」。

　飲酒問題に対応するための強化子は必ずあるというのがここでの教訓です。クライアントから得た情報をふるいにかけてそれを見つけ出すことが重要なのです。次のステップは，その目標を達成すべくクライアントと協力するために，見つけた強化子を活用する方法を見つけ出すことです。

●大切な関係者（CO）に治療に関与してもらうのを怠る

　セラピストが起こしがちなもう一つのミスは，治療の過程に大切な関係者（CO）を関与させるのを怠ることです。これにはいくつか原因があります。夫婦に対応するための治療スキルがセラピストに欠如しているため，問題飲酒者の配偶者と作業するのをセラピスト自身が不安に感じているケースが一つです。これについては第9章で簡単に触れており，また，Meyers, Dominguez と Smith（1996）で詳しく説明しています。

　CRAには非常に多くの手順があるため，他の人を治療に連れて来ずとも十分なツールがあるとセラピストが考えてしまっているケースもあります。しかし大切な関係者（CO）が強化子のカギを握っていることはよくあるため，これはクライアントの強化子を見失ってしまうことと同義です。大切な関係者（CO）とクライアントの関係性によって，強化子は精神的サポートであったり，子どもであったり，性的関係であったり，娯楽の機会であったり，親交であったりします。これらの点や，大切な関係者（CO）は通常飲酒者の飲酒問題改善を心から願っている場合が多いという点を考慮すると，大切な関係者（CO）は治療プログラムの力強い援助となってくれることでしょう。

　大切な関係者（CO）をセラピーに関与させようという努力によって大きな対価が得られる場合もしばしばあります。初期の研究によると，大切な関係者（CO）に治療に携わってもらうことができたクライアントは，そうでないクライアントに比べてより良い結果を得ています（Azrin et al., 1982）。一つには，大切な関係者（CO）がコミュニケーショントレーニングを受けたことが原因と考えられます。しかしさらに大きな原因はおそらく本人の変化の過程に関与したことと考えられます。大切な関係者（CO）は治療戦略や目標を認識し，意思決定にかかわることができるからです。

　例として，治療中のアルコール依存症の女性が妹との関係改善と自尊心の向上を目標にしたケースを見てみましょう。彼女は夕食後の散歩に週3回妹に一緒に来てもらえるよう上手く手配することができました。当初，彼女の夫は治療プログラムに関与していませんでした。妻が自分に対する興味を失ったと感じ，夕方自分と一緒に過ごす以外のことをしようとする妻に対し

て夫は非常に腹を立てていました。彼女の治療計画を理解していない夫にとって，妹との散歩というこの行動が飲酒ライフスタイルを変えるためにどれほど大きな役割を担っているかを認めてもらうのは不可能でした。しかし一旦治療プロセスに関与を始めると，夫は妻と義妹の散歩を心からサポートすることができるようになったばかりか，目標に向かうためのさらなる提案をもしてくれるようになりました。

●実りある社会生活の重要性の強調を怠る

　楽しむというスキルは誰にでもあると思い込んでしまい，実りある社会生活をクライアントが築くための援助をセラピストが軽視してしまうことがあります。しかし第8章（社会的および娯楽カウンセリング）で述べたように，アルコールがかかわらない新しい活動や友人を見つける準備が十分できていないクライアントはたくさんいます。そういった人々はこの部分を無視しようとします。しかし，社会活動や娯楽活動は多くの人にとって重要な強化子です。そのため，非飲酒社会活動を向上させるトレーニングを受けていないクライアントには結果的に次の2つのいずれかの形で反応が現れます。1つは，そういった活動のないまま生活を過ごし続けた結果，退屈したりうつになったりする。数カ月断酒を続けたジョン氏というクライアントは，完全に社会から引きこもっていました。彼はいつも「問題は起こしていない」とセラピストに伝えていました。会社に行くだけでも彼にとっては十分な社会活動だと言い，新しい社交ネットワークを築くことを拒否し続けていました。当然のことながら，彼は徐々に意気消沈していきました。そして，食欲不振や睡眠障害といったうつの身体的症状も現れ始めました。それでも大丈夫だと言い続けていたジョン氏でしたが，ある日彼の妻から夫が48時間家に帰ってきていないという連絡がありました。彼は繁華街のモーテルに逃げ込んでお酒を飲んでいました。

　お酒を飲まずに昔の飲酒関連の社会活動や友人関係に戻ろうとするクライアントもいます。大抵の場合，強力な飲酒の社会的きっかけがすぐに現れ，クライアントは意図せず飲酒を再開してしまいます。ですから，新しい娯楽活動や支援的な友人関係を築くことはCRA全体の流れの重要な一部であるということを強調してください。

● **有意義な仕事に就くことの必要性を強調し忘れる**

　クライアントの飲酒状況にばかり焦点を当て，有意義な職に就いていないという事実を無視してしまうことも，非飲酒ライフスタイルを支えてくれる「コミュニティ」の構築ができていないということと同義です。何年も前にセラピストの訓練を行っていた際，新人CRAセラピストが非常に上手くいっていると自信満々で報告してきました。彼のクライアントの断酒は3週間続いており，セッションにも毎回来ているとのことでした。無職のクライアントだったため求職状況を尋ねると，若いセラピストは硬直してぼそぼそとこう言いました。「ああ，そうですね。仕事。そこまではまだ手が回っていないんですよ」。残り少ない有り金が尽きた時クライアントが飲酒してしまう可能性は非常に高いという全体像をこのセラピストが見落としていたことは言うまでもありません。貴重な強化子を手にするための資金の確保というメカニズムが構築されない限り，成功が長続きするはずがありません。

　クライアントに職があってもそれに満足していない場合状況は同じくらい厄介です。その仕事を続けたとしてもうつになったりひきこもりになったり，もしくは職場でのストレスやつらさに対応するための不適切な方法を探す危険に常にさらされることになります。そこから飲酒再開につながりかねません。

● **引き金との接触が十分監視できていない**

　飲酒の引き金の強力さと，周囲でそれが生じる頻度の両方を見くびってはいけません。前述のとおり，特定の社交環境や，過去に特定の職に就いていた場合，存在する引き金があります。後者の例として，初めてきちんとした仕事の面接に行くことになったクライアントの話をしましょう。よくよく話を聞くとそれは配管工の仕事で，クライアントはこれまで何年もその業界で仕事をしていました。実際このクライアントはその分野で優れた資格を持っていたため本人にもその職を得られる自信がありましたが，機能分析（FA）を確認すると，配管工の仕事に戻ることで相当数の飲酒の引き金に再接触することになるのが分かりました。しかも，クライアントはもうこの種の仕事をしたいとは思っていなかったにもかかわらず，給料が高いという理由だけ

で続けていたことが後から分かりました。すべてを考慮すると，配管工の職は必ず再発を引き起こすだろうということが分かります。

　クライアントをすべての飲酒の引き金から守ることは不可能ですし，望ましいことでもありません。引き金との接触を最小限に抑えるために環境を整え，不可避な引き金に対処するための問題解決ができるよう定期的にクライアントをサポートすることをお勧めします。

●スキルの般化の確認を怠る

　行動スキル・トレーニングでよく見られる限界の一つは現実生活における般化の問題です。新しく学んだ飲酒拒否や問題解決スキルをセラピー中に上手く演じることのできるクライアントはたくさんいます。しかし残念なことに，これらのスキルを日々の生活に取り入れるのは非常に困難です。ですから，クライアントにスキルを教えたからといって彼らが実際に使っていると思い込んだり，正しく適応できていると思い込んだりしないようにしてください。1週間のあいだにやってみようと試みた時や場所を具体的に思い出して報告してもらい，予想外の障害がなかったかなどを話し合うようにしましょう。セッションで現実生活での出来事を再現してもらい，実際のトレーニング中以外でもスキルのレベルを確認するようにしてください。

　学習したスキルを必要とするような状況を積極的に避けることによって，スキルを実行する機会を持たなくて済ませようとするクライアントもいます。ランス氏というクライアントはまさにこのケースで，ほんのわずかでもアルコールがかかわるような人や場所をすべて回避していました。その結果，うっかり飲酒環境に身を置いてしまったような場合，彼は非常に脆弱でした。飲酒拒否のスキルを何度も成功させて自信をつけていなかったため，お酒を断ることがとても難しかったからです。スキルをしっかり身につけて自信をつけさせるために，徐々に難易度を高めていくことをお勧めします。

●ジスルフィラム使用の提案に消極的になる

　さまざまな理由から，治療の補助としてジスルフィラムを提案することをセラピストは避けたがります。セラピーが「複雑化」するから提案したくない，

つまり，医者や臨床検査がかかわるのを嫌がる場合です。また，飲酒を止めるために薬に頼ることに反対している場合。こういったセラピストは，ジスルフィラムは90日間というハイリスクな時期限定で使用する短期的補助であるということを認識していない場合があります。また，この期間中も飲酒行為を改善するためのさまざまな他の手段も教えることになっています。

ジスルフィラムを使うことを荒療治だとクライアントに思われるのではないかという理由付けをするセラピストもいます。調査をしてみると，こういったセラピストは過去にクライアントからジスルフィラムを拒否された経験を持っていることが分かります。ジスルフィラムは当然すべてのアルコール乱用者に適しているわけではありませんが，拒否されたことがあるという理由だけで必要があるのに提案を断念するべきではありません。ジスルフィラムのネガティブな作用を恐れているからクライアントは拒否するのです。実際に体験した知人から恐い話を聞かされたのかもしれません。第4章（CRAにおけるジスルフィラムの使用）で述べたように，ネガティブな作用はジスルフィラム服用中に飲酒してしまった場合のみ生じるものです。この重要点をクライアントに伝えれば意欲やモチベーションが高められるでしょう。

CRA：すべての人に何かをもたらす

行動療法や認知行動療法の志向性を持たないカウンセラーにはCRAについて教えたくないと考えるCRAセラピストもいます。実は，CRAの手法のいくつかは従来の薬物乱用カウンセリングでもすでに使われています。たとえば，CRAカウンセラーも12ステップカウンセラーもモデリング（例を使った練習）やチェーニング（行動連鎖）を使います。CRAの基盤の一つである正の強化も，12ステップセラピストが使う「30日チップ」［監訳者注14］と同じものです。

さらにCRAの手法の中には従来のカウンセラーがすぐに取り入れることができるものもあります。たとえば，AAこそが治療の必須要素だと信じて

［▶監訳者注14］断酒が30日続くごとにもらえるコイン。

いるセラピストがいるとします。クライアントもそう信じていたとしても，AAの利益はミーティングに参加しない限り得ることができません。ここで活用できるCRAの手法は，「系統的な促し」「強化因へのアクセス」「強化子サンプリング」（第8章　社会的および娯楽カウンセリング）です。実験によって成功が確認されているこれらの手法は，クライアントに新しい行動を試させるための支援的かつ非対立的な手段です。

　適応性の高いもう一つのCRAの手法は「試験的断酒」です。やる気があるなら最初から生涯の断酒を決意すべきだと考えるセラピストには，期限付きの断酒にクライアントに同意させるという考え方は最初拒否されがちです。しかしクライアントはより短期間の断酒から始めてみたいと思うものです。興味深いことに，短期間の断酒がつながって，1日が数週間，数週間が数カ月，そして数年の断酒へとつながっていくのです（Miller & Page, 1991）。ですから試験的断酒は，1日ごとの断酒という考え方にぴったり当てはまるのです。

　現時点では自分のやり方にCRAが役立つことはないと考えているセラピストが相手でも，できることが一つあります。セラピストの強化子を利用してください！　多くのセラピストは「人々を救いたい」からこの仕事をやっているのだと言うでしょう。クライアントに断酒と生産的な生活を達成させることが最重要事項だと思うのならば，そのゴールを達成したCRAの優れた業績が記録されている治療文献を見せれば良いのです（Miller et al., 1995）。

　第1章（コミュニティ強化アプローチの歴史）で述べたとおり，CRAはアルコール乱用者とアルコール依存症者に主に使われてきました。近年ではコカイン依存症の治療にも役立つということが証明されており（Higgins et al., 1991, 1993），また，ヘロイン依存症やホームレスに対する効果を示す実験も実施されています。その柔軟性からさまざまな問題に容易に適用可能な本手法は現在進行中で調査が進められています。

監訳者あとがき

　本書は，コミュニティ強化アプローチ（CRA）についての成書として，日本で初めて翻訳され出版されました。わが国ではCRAを家族援助に応用したCRAFT（コミュニティ強化と家族訓練）が先に紹介されました。このCRAFTはアルコール依存症者を持つ家族にとって非常に効果の高い援助プログラムであることが臨床場面で実証されつつあります。

　これまで，アルコール依存症をはじめとする依存症はその問題行動の深刻さゆえに，依存行動を止めること（止めさせること）にばかり目が向けられてきました。本人が依存症と認めなければそれは「否認」とみなされ，否認を打破することが治療だと考えられてきました。依存行動のネガティブな側面のみが強調され，それを止めなければひどいことが待っている，だから止めよう，止めたほうが良いというアプローチが主流でした。極言すれば「ひどい思いをしたくなければ止めなさい」という考えです。この考えの根底にあるものは人を裁き，罰し，矯正する考えだというのは極論でしょうか。CRAやCRAFTではまったく別の角度から問題を見ます。人間の持つ陽的で，健康的な部分に焦点を当て，アルコールや薬物漬けの生活よりシラフの生活のほうが豊かで実り多いと感じられるような環境づくりを目指します。自ら変わろうとする意欲を大切にし，強化します。

　依存症の治療現場では長年「依存症は治らないが，回復はする」と言われてきました。まずもって治るとは何を指すのか，回復するとはどういうことなのかを深く探って解明させる必要があるのですが，そのような検討もせず，このセリフだけが言われてきました。自分ではどうしようもなくなり，救いを求めて医療機関を訪れた患者さんが「あなたは依存症です。依存症は一生治らない病気です。しかし，回復はします」と言われたときに，将来の明るい希望は見えるでしょうか？　治療していこうという前向きな気持ちが湧くでしょうか？　もちろん酒を止めれば何もかも万事うまくいくわけではあり

ません。これまで飲酒することで助かっていた部分をほかの手段で対処しなければなりません。それはしんどい作業であることが多いです。しかし，シラフの生活のほうがいいなと思えるからこそ，自らそうしようとなるのであって，そこには希望が絶対に必要です。「治らない」をまっさきに強調することで治療意欲を阻害してきたという側面を今こそ反省をもって修正する必要があると思っています。

　「本人が底をつかなければどうしようもない」ということも長く言われ続けてきました。底をつく，とはその人が限界を感じてこのままではいけない，なんとかしようと決心することを言うのだと思いますが，その「底」というのは具体的にどのような時や状況・状態を指すのでしょうか？　アルコール依存症の人が肝硬変になれば「底をつく」のでしょうか？　家族を失えば「底をつく」のでしょうか？　そんなことは決まっていません。「底」という言葉に具体性はなに一つありません。その人の「底」はその人の大切な人やものや事柄が規定します。それを失うことよりも失わないことを選ぶ，それがその人の底を決めます。大事なものを失えば失うほど人は人生に絶望し，自暴自棄になります。もうどうでもよくなります。その人が持っているものの大切さに気づき，その価値を知ることが問題解決の動機づけの第一歩になります。その人が「大切だ」と思える気持ちを強化することがなにより優先されなければなりません。問題ばかりを見て集めていては，自分の今持っているものの価値に気がつきません。回復する力は健康的な部分にこそあります。間違わないように，ミスらないように，失敗しないようにびくびくおどおど生きるよりも，間違ってもミスっても失敗しても，それから学び次に生かしていくほうがよほど楽しく愉快に生きていけるのではないでしょうか。

　CRAでは問題志向から解決志向への転換が一貫して提案されています。依存症であるかどうかよりも，今その人が抱えている最も深刻な問題をどう解決していくかのほうに焦点を当てます。

　CRAを学び習得することで依存症治療の質が大きく変わっていくと思っています。

2016年9月1日

吉田精次

文　献

Azrin, N.H. (1976) Improvements in the community reinforcement approach to alcoholism. *Behaviour Research and Therapy*, 14, 339-348.
Azrin, N.H., & Besalel, V.A. (1980) *Job club counselor's manual*. Baltimore, MD : University Press.
Azrin, N.H., Naster, B.J., & Jones, R. (1973) Reciprocity counseling : A rapid learning-based procedure for marital counseling. *Behaviour Research and Therapy*, 11, 365-382.
Azrin, N.H., Sisson, W., Meyers, R., & Godley, M. (1982) Alcoholism treatment by disulfiram and community reinforcement therapy. *Journal of Behavior Therapy and Experimental Psychiatry*, 13, 105-112.
Brownell, K.D., Marlatt, G.A., Lichtenstein, E., & Wilson, G.T. (1986) Understanding and preventing relapse. *American Psychologist*, 41, 765-782.
Budney, A.J., Higgins, S.T., Delaney, D.D., Kent, L., & Bickel, W.K. (1991) Contingent reinforcement of abstinence with individuals abusing cocaine and marijuana. *Journal of Applied Behavior Analysis*, 24, 657-665.
Cahalan, D., Cisin, I.H., & Crossley, H.M. (1969) *American drinking practices : A national study of drinking behavior and attitudes* (Rutgers Center on Alcohol Studies, Monograph No.6).
Childress, A.R., Hole, A.V., Ehrman, R.N., Robbins, S.J., McLellan, A.T., & O'Brien, C.P. (1993) Cue reactivity and cue reactivity interventions in drug dependence. *National Institute on Drug Abuse Research Monograph Series*, 137, 73-95.
D'Zurilla, T., & Goldfried, M. (1971) Problem solving and behavior modification. *Journal of Abnormal Psychology*, 78, 107-126.
Federal Register (1989) Rules and regulations, 21 CFR Part291, Food and Drug Administration, Vol.54, No.40. Rockville, MD. National Institute on Drug Abuse.
Hawkins, J.D., Catalano,R.F., Gillmore, M.R., & Wells, E.A. (1989) Skills training for drug abusers : Generalization, maintenance, and effects on drug use. *Journal of Consulting and Clinical Psychology*, 57, 559-563.
Higgins, S.T., Budney, A.J., Bickel, W.K., Hughes, J.R., Foerg, F., & Badger, G. (1993) Achieving cocaine abstinence with a behavioral approach. *American Journal of Psychiatry*, 150 (5), 763-769.
Higgins, S.T., Delaney, D.D., Budney, A.J., Bickel, W.K., Hughes, J.R., & Foerg, F. (1991) A behavioral approach to achieving initial cocaine abstinence. *American Journal of Psychiatry*, 148, 1218-1224.
Hunt, G.M., & Azrin, N.H. (1973) A community-reinforcement approach to alcoholism. *Behaviour Research and Therapy*, 11, 91-104.
Jellinek, E.M. (1960) The disease concept of alcoholism. New Haven : College and University Press.
Jellinek, R.A. (1952) Phases of alcohol addiction. *Quarterly Journal of Studies on Alcohol*, 13, 673-684.
Mallams, J.H., Godley, M.D., Hall, G.M., & Meyers, R.J. (1982) A social-systems approach to resocializing alcoholics in the community. *Journal of Studies on Alcohol*, 43, 1115-1123.

Marlatt, G.A. (1980) Relapse prevention : A self-control program for the treatment of addictive behaviors. Unpublished manuscript.

Marlatt, G.A., & Gordon, J.R. (Eds.) (1985) *Relapse prevention : Maintenance strategies in the treatment of addictive behaviors.* New York : Guilford Press.

Martin, J.C.Father. (1972) *Chalk talk* [Film]. Available from FMS Productions, Carpenteria, CA.

McLellan, A.T., Luborsky, L., Woody, G.E., & O'Brien, C.P. (1980) An improved diagnostic evaluation instrument for substance abuse patients : The Addiction Severity Index. *Journal of Nervous and Mental Disease,* 168, 26-33.

Meyers, R.J., Dominguez, T., & Smith, J.E. (1996) Community reinforcement training with concerned others. In V.B.Hasselt & M. Hersen (Eds.), *Source of psychological treatment manuals for adult disorders (pp.257-294).* New York : Springer.

Miller, W.R. (1993) The Stages of Change Readiness and Treatment Eagerness Scale, Version 6. Unpublished research instruments. University of New Mexico.

Miller, W.R., Brown, J.M., Simpson, T.L., Handmaker, N.S., Bien, T.H., Luckie, L.F., Montgomery, H.A., Hester, R.K., & Tonigan, J.S. (1995) What works? A methodological analysis of the alcohol treatment outcome literature. In R.K.Hester & W.R.Miller (Eds.), *Handbook of alcoholism treatment approaches : Effective alternatives* (2nd ed.). Needham, MA : Allyn & Bacon.

Miller, W.R., & Marlatt, G.A. (1984) *Manual for the Comprehensive Drinker Profile.* Odessa, FL : Psychological Assessment Resources.

Miller, W.R., & Marlatt, G.A. (1987) *Comprehensive Drinker Profile-Manual supplement.* Odessa, FL : Psychological Assessment Resources.

Miller, W.R., & Page, A.C. (1991) Warm turkey : Other routes to abstinence. *Journal of Substance Abuse Treatment,* 8, 227-232.

Miller, W.R., Tonigan, J.S., & Longabaugh, R. (1994) DrInC : An instrument for assessing adverse consequences of alcohol abuse. Unpublished manuscript. University of New Mexico.

Miller, W.R., Westerberg, V.S., & Waldron, H.B. (1995) Evaluating alcohol problems in adults and adolescents. In R.K.Hester & W.R.Miller (Eds.), *Handbook of alcoholism treatment approaches : Effective alternatives* (2nd ed.). Needham, MA : Allyn & Bacon.

Monti, P., Abrams, D., Kadden, R., & Cooney, N. (1989) *Treating alcohol dependence : A coping skills training guide.* New York : Guilford Press.

Prochaska, J.O., & DiClemente, C.C. (1986) Toward a comprehensive model of change. In W.R.Miller & N.Heather (Eds.), *Treating addictive behaviors : Processes of change* (pp.3-27). New York : Plenum Press.

Sisson, R.W., & Azrin, N.H. (1986) Family-member involvement to initiate and promote treatment of problem drinkers. *Behavior Therapy and Experimental Psychiatry,* 17, 15-21.

Sisson, R.W., & Mallams, J.H. (1981) The use of systematic encouragement and community access procedures to increase attendance at Alcoholics Anonymous and Al-Anon meetings. *American Journal of Drug and Alcohol Abuse,* 8 (3), 371-376.

Stuart, R.B. (1969) Operant-interpersonal treatment for marital discord. *Journal of Consulting and Clinical Psychology,* 33, 675 682.

索　引

▶あ

アセスメント
　飲酒行動……………………………… 31-32
　飲酒者の行動（最初のアセスメント）
　　　……………………………………… 42-43
　飲酒の先行条件の特定…………… 26
　詳細とその目的………………… 25-26
　摂取量………………………………… 24-25
　非飲酒行動（行為）…… 36-38，44-45
　非飲酒のポジティブな引き金
　　　……………………………………… 36-38
　標準的心理学的ツール…………… 24
　プラスの結果
　　　……………… 32-34，40-41，205-210
　マイナスの結果………… 34-36，38-40
　モチベーション（動機）の特定と強化
　　　……………………………………… 22-23
　薬物使用とその背景に関する情報
　　　……………………………………… 24-25
アルコホーリクス・アノニマス（AA）
　……………………………………………… 3，11
　CRA の手法 ……………………… 227
　対照研究…………………… 3-8，10-18
アンタビュース→ジスルフィラムを参照
飲酒行為→アセスメント，行動スキル・トレーニング，社会的および娯楽カウンセリングを参照
飲酒行為
　飲酒危険度の高い状況を再確認する
　　　…………………………………… 127-132
　飲酒の先行条件の特定………… 26-31
　「外的」引き金

　　　………… 26-31，127-132，146-148
　再発…………………………………… 205-210
　試験的断酒………………………… 51-56
　ジスルフィラム…………………… 70-73
　十分な監視の必要性……………… 225
　初期の危険信号………………… 212-216
　「内的」引き金 ……… 27-31，132-134
飲酒拒否トレーニング（行動スキル・トレーニングを参照）
オペラント強化理論……………………… 4

▶か

解決志向　vs　問題志向………… 142-144
回避不可能でハイリスクな社交の場
　……………………………………… 146-148
家族の一員→大切な関係者を参照
　治療の開始……………………………8-10
機能分析→アセスメント，再発防止を参照
逆説的志向→モチベーションの逆転を参照
強化子→アセスメントを参照
強化子
　アクセス……………………………… 162
　機能分析…………………………… 25-26
　金銭的—…………………………… 13
　サンプリング…………………… 158-159
　正の強化子………………………… 22-23
　動機づけ…………………………… 22-23
　特定…………………………… 22，222
　物質的—………………………… 10,13
　無形の—…………………………… 133
　モチベーションの逆転…………… 148
結果→アセスメントを参照

結果
　　飲酒……………………………… 32-34
　　非飲酒…………………………… 38-41
行動スキル・トレーニング
　　飲酒危険度の高い状況を再確認する
　　　　…………………………… 127-128
　　飲酒拒否トレーニング…………… 124
　　黒板表記例………………………… 135
　　コミュニケーションスキル・トレーニ
　　　　ング……………………… 113-117
　　ソーシャル・サポートを求める
　　　　…………………………… 125-127
　　断固として飲酒を拒否する
　　　　………… 159，163-164，216-218
　　ネガティブな思考を再構成する
　　　　…………………………… 132-134
　　日々の生活に取り入れる………… 226
　　問題解決のステップ………… 117-124
　　ロールプレイ
　　　　………85，117，125，127-128，
　　　　130，138，140-141，159，163-164
幸福感尺度→治療計画を参照
コカイン依存症，………………… 10-14
コミュニケーションスキル→行動スキル
　　ト・レーニングを参照

▶さ

再発防止
　　飲酒者の行動に関する機能分析（FA）：
　　　　再発用（用紙）… 205-210，219-220
　　再発につながる行動連鎖…… 210-212
　　初期の危険信号…… 154-155，212-216
　　認知再構成………………… 216-218
　　ヘロイン治療……………………… 17
CRA（コミュニティ強化アプローチ）
　　環境………………………………… 3
　　強化因子を見失う………… 221-222
　　ジスルフィラム使用の提案に消極的に
　　　　なる……………………… 226-227

社会システムアプローチ…………… 3
社交クラブ………… 4，7-8，164-166
主要要素…………………………… 22
初期の危険信号…… 154-155，212-216
初期の臨床試験（外来患者）…… 3-7
進行中の研究…………………… 14-20
スキルの般化の確認を怠る……… 226
大切な関係者（CO）に関与してもらう
　　のを怠る ………………… 223-224
断薬期間………………………… 10-13
適応性の高い……………………… 228
哲学………………………………… 3
配偶者の有無……………………… 7
引き金との接触が十分監視できていない
　　…………………………………… 225
標準治療………………… 3-8，13-18
実りある社会生活の重要性の強調を怠る
　　…………………………………… 224
目標達成………………………… 221
有意義な仕事に就くことの重要性を強
　　調し忘れる ……………………… 225
リラクゼーション・トレーニング
　　…………………………………… 7，10
時間トレーニング…………… 146-148
試験的断酒
　　解決…………………… 51-56，60-63
　　回避……………………………… 60-63
　　完全断酒………………………… 46
　　期限付き断酒………………… 51-56
　　クライアントの同意
　　　　………… 47-51，56-59，73-77
　　抵抗するクライアント………… 56-59
　　適応性…………………………… 228
　　─の導入……………………… 47-51
　　─の利点……………………… 46
　　目標……………………………… 46-47
ジスルフィラム→アンタビュース
ジスルフィラム
　　医師への手紙…………………… 91
　　かかりつけ医…………………… 73

監督システム……………………… 84-89
　　拒絶……………………………… 73-77
　　効果的な治療要素……………… 67-70
　　使用の提案に消極的になる
　　　………………………………… 226-227
　　大切な関係者（CO）に関与してもらう
　　　………………………… 6，8-10，
　　　16，70-73，77-81，84-89，149-154
　　断酒の誓い……………………………64
　　同意書…………… 73-74，77，82，90
　　～の必要性を認める……………… 64-66
　　服用したいという本人の意思……14
　　服用手順………………………… 84-89
　　利点……………………… 67，70-73
　　臨床研究……………………………5-7
社会的および娯楽カウンセリング
　　飲酒と社会生活………………… 156-157
　　強化子サンプリング…………… 158-159
　　強化子へのアクセス………………162
　　社交クラブ………… 4，7-8，164-166
　　代替の活動を特定……………… 157-158
　　体系的な励まし………………… 159-161
　　大切な関係者（CO）………………158
就業カウンセリング
　　応募用紙に記入する…………… 138-139
　　概要……………………………… 136-137
　　求人情報……………………………139
　　再発の危険が高い仕事を避ける …138
　　職を維持する方法を学ぶ……… 141-142
　　電話スキル・トレーニング………140
　　面接のリハーサル……………… 140-141
　　目的…………………………………136
　　履歴書の作成…………………… 137-138
情報………………………………… 24-25
Job Club Counselor's Manual
　　………………………… 137-138，140
自立トレーニング………………… 154-155
随伴性マネジメント………………… 10-14

▶た
大切な関係者（夫婦セラピーを参照）
　　強化子………………………………23
　　再発防止………………………… 212-216
　　ジスルフィラム………………… 14-17，
　　　70-72，77-81，84-89，148-153
　　治療（の）動機
　　　………… 8-10，22-23，148-153
　　～に関与してもらうのを怠る
　　　………………………………… 223-244
　　非飲酒活動……………… 157，165
　　薬物乱用……………………………25
　　臨床研究，………… 6，8-10
治療計画
　　確認………………………………134
　　幸福感尺度は治療全体を通して使う
　　　…………………………………96
　　幸福感尺度をクライエントに説明する
　　　……………………………… 93-95
　　幸福感尺度（用紙）………… 109-110
　　作成中に起こり得る問題…………108
　　作成の基本ルール……………… 97-99
　　詳細と目標…………………………96
　　スキル・トレーニングの計画
　　　……………………………… 102-106
　　適切な介入策の決定…………… 99-102
　　複雑な目標を簡潔化する…… 106-108
動機づけ→飲酒行為，アセスメント，強化子を参照
動機づけ
　　アンケート…………………………24
　　強化……………………… 22-23
　　大切な関係者（CO）
　　　………… 8-10，22-23，149-154
　　ポジティブな治療結果を期待させる
　　　…………………………………23

▶は

配偶者の有無 ……………………… 7
促進のルールの使い方 …………… 144-146
夫婦セラピー
    相手に優しくするためのデイリー・リマインダー ……………… 181-183, 204
    新しいコミュニケーションスキル
    ………………………………… 188-190
    完璧な結婚生活の用紙 ……… 199-203
    一の使用 ………………………… 187-188
    完璧な結婚生活様式 ……………… 174
    聞き手の役割 ………………… 190-191
    基本 ……………………………… 186-187
    結婚幸福度尺度 …… 169-173, 196-198
    交渉術 ………………………… 191-195
    セッション …………………… 183-185
    セッションの終了 ………………… 195
    適用 ……………………………… 168
    必要不可欠 ……………………… 167
    変化の両価性 …………………… 185
    前向きな期待を設定する …… 168-169
    リクエストの練習 ……………… 187-188
複数の薬物使用 ……………………… 12
ヘロイン乱用 ………………………… 17

▶ま

マリファナ使用 …………………… 10-14
モチベーションの逆転 ……… 146, 148-154
問題解決トレーニング→行動スキル・トレーニングを参照

▶や

薬物使用（乱用）…… 10-14, 17-18, 227

▶人名

Abbott, P. ……………………………… 18
Abrams, D. …………………………… 129
Azrin, N.H. …………………… 3, 5-6, 8, 14, 26, 84, 137, 138, 140, 165, 168, 223
Besalel, V.A. ………………… 137-138, 140
Bickel, W.K. ………………………… 10
Budney, A.J. ………………………… 10
Cooney, N. ………………………… 129
Delaney, D.D. …………………… 10, 20
D'Zurilla, T. ………………………… 117
Godley, M. ………………………… 6, 8
Goldfried, M. ……………………… 117
Hall, G.M. …………………………… 8
Higgins, S.T. …………………… 10, 11
Hunt, G.M. …………………… 3, 26
Kadden, R. ………………………… 129
Kent, L. ……………………………… 10
Mallams, J.H. …………………… 8, 156
Marlatt, G.A. ………… 18, 24, 48, 71
Meyers, R.J.
    ……… 6, 8, 14, 17, 18, 20, 223
Miller, W.R. ……… 14, 17, 21, 24, 228
Monti, P. …………………… 113, 129
Sisson, R.W. ………………… 6, 8, 9
Smith, J.E. ………………………… 18
Stuart, R. ………………………… 168
Waldron, H.B. ……………………… 24
Westerberg, V.S. …………………… 24

■監訳者略歴

吉田精次（よしだ・せいじ）
1981年，徳島大学医学部卒。2001年から藍里病院にてアルコール依存症治療，2007年からギャンブル依存症治療を開始。日本アルコール関連問題学会・評議員，徳島県断酒会・顧問，徳島アルコール関連問題研究会・代表，徳島ギャンブル問題を考える会・世話人，徳島自殺予防面接技法研究会・世話人，徳島ダルク後援会・会長。
共著執筆に『CRAFT 薬物・アルコール依存症からの脱出』（金剛出版），監訳に『CRAFT 依存症者家族のための対応ハンドブック』（金剛出版）がある。

境　泉洋（さかい・もとひろ）
1976年，宮崎県生まれ。1999年，宮崎大学教育学部卒。2005年，早稲田大学博士（人間科学）。臨床心理士。現職，徳島大学大学院総合科学研究部准教授。
日本認知・行動療法学会事務局長，徳島県青少年健全育成審議会副会長，NCNP精神保健研究所薬物依存研究部客員研究員，KHJ全国ひきこもり家族会連合理事，行動療法研究常任編集委員，認知療法研究常任編集委員，雑誌「臨床心理学」編集委員。
筆頭著書に『CRAFT ひきこもりの家族支援ワークブック』（金剛出版），共著執筆に『CRAFT 薬物・アルコール依存症からの脱出：あなたの家族を治療につなげるために』（金剛出版），分担執筆に『認知行動療法の技法と臨床』（日本評論社），『ひきこもりに出会ったら』（中外医学社），『「ひきこもり」考』（創元社）などがある。監訳に『CRAFT 依存症患者への治療動機づけ』（金剛出版），『メタ認知療法』（日本評論社）がある。

●訳者略歴

渋谷繭子（しぶたに・まゆこ）
2004年より翻訳を開始。医療関連書籍・学術論文をはじめ，ホームページやカタログなど企業活動に関わる翻訳から政府刊行物など多岐にわたる分野の翻訳を手掛ける。在米歴5年，TOEIC920，英検1級。

アルコール依存のための治療ガイド
── 生き方を変える「コミュニティ強化アプローチ」[CRA] ──

2016年10月10日　印刷
2016年10月20日　発行

著　　者　ロバート・J・メイヤーズ　ジェーン・エレン・スミス
監訳者　吉田精次　境　泉洋
訳　　者　渋谷繭子
発 行 人　立石　正信
発 行 所　株式会社　金剛出版
　　　　　〒112-0005　東京都文京区水道1-5-16
　　　　　電話03-3815-6661　振替00120-6-34848
装　　丁　臼井新太郎／装　画　小澤有希子
印刷・製本　太平印刷社

ISBN978-4-7724-1516-3　C3011　　　　　Printed in Japan© 2016

好評既刊

CRAFT
ひきこもりの家族支援ワークブック
若者がやる気になるために家族ができること

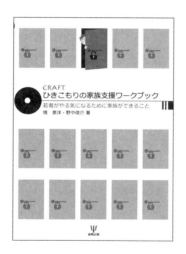

境 泉洋　野中俊介

●A5判　●並製　●200頁　●本体2,800円＋税

若者がやる気になるために家族ができることとは？
認知行動療法の技法を応用した、
ひきこもりの若者支援に有効な治療プログラム。

好評既刊

CRAFT
薬物・アルコール依存症からの脱出
あなたの家族を治療につなげるために

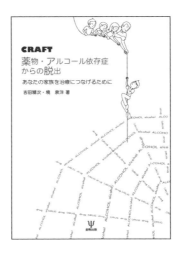

吉田精次　境　泉洋

●A5判　●並製　●136頁　●本体2,400円+税

薬物・アルコール依存症のメカニズムを解き明かし、
硬直化した家族関係を変容、緩和させていくための
最強の治療プログラム。

好評既刊

CRAFT
依存症者家族のための対応ハンドブック

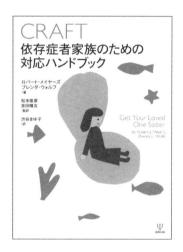

ロバート・メイヤーズ　ブレンダ・ウォルフ [著]

松本俊彦　吉田精次 [監訳]

●A5判　●並製　●190頁　●本体 2,600円+税

実証的研究で効果が証明された
依存症への治療法として最強のプログラム「CRAFT」。
あなたの大切な人にもう飲ませないために！

好評既刊

CRAFT 依存症患者への治療動機づけ
家族と治療者のためのプログラムとマニュアル

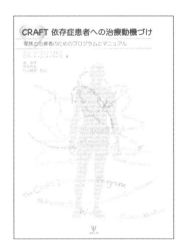

ジェーン・エレン・スミス　ロバート・J・メイヤーズ［著］

境 泉洋　原井宏明　杉山雅彦［監訳］

● B5判 ● 並製 ● 300頁 ● 本体3,800円＋税

現在最も強力な薬物・アルコール依存症治療プログラム
"CRAFT" の全貌を公開！
治療者と家族のための実践マニュアル。

統合失調症と
アルコール・薬物依存症を
理解するためのセルフ・ワークブック

［著］=デニス・C・デイリー　ケネス・A・モントローズ
［監修］=松本俊彦　　［訳］=藤井さやか　市川亮

●A5判　●並製　●136頁　●定価 **2,400**円+税
● ISBN978-4-7724-1406-7 C3011

依存症は統合失調症を伴うことが多い。
統合失調症と物質関連障害の重複疾患への理解を高め
治療へと繋げるための実践的ワークブック。

SMARPP-24
物質使用障害治療プログラム

［著］=松本俊彦　今村扶美

●B5判　●並製　●170頁　●定価 **2,400**円+税
● ISBN978-4-7724-1430-2 C3011

薬物・アルコール依存症克服のための
基本プログラム最新版〈SMARPP-24〉登場。
危険ドラッグや処方薬を取り上げたセッションも追加！

よくわかる SMARPP
あなたにもできる薬物依存者支援

［著］=松本俊彦

●A5判　●並製　●200頁　●定価 **1,800**円+税
● ISBN978-4-7724-1474-6 C3011

マトリックス・モデルを基に
〈SMARPP〉を開発した著者が,
薬物依存治療プログラムとしてのスマープを解説。